Zum Projekt "edition 2000"

Davon ausgehend, daß jeder Autor auch Leser ist und jeder kritische Leser ein potentieller Autor sein kann (dem meistens nur die Mittel zur wirkungsvollen Publizierung fehlen), stützt sich das Konzept dieses Verlagsprojekts auf die enge Verbindung von Leser, Verlag und Autor, die durch ständige Information über die Projektplanung der Titel, die wiederholte Aufforderung zur Mitarbeit an die Leser/Autoren sowie die unkonventionelle Methode der Buchproduktion und die inhaltsbezogene Reihengestaltung dauerhaft hergestellt werden soll.

Das in der Tendenz zensurhafte Anbieten von fraktionell ausgesuchten und für gut befundener Titel vieler linker Gruppen und Verlagsprojekte entschleiert sich mehr und mehr als Theoriefeindlichkeit und Ignoranz von originärem und phantasievollem Experimentieren auf materialistisch-historischer Grundlage; das utopische Element als konkrete Zukunftsmöglichkeit bleibt außerhalb der Diskussion.

Illusionslose und unverfälschte Berichte aus der Praxis solidarisch zusammenarbeitender Individuen, die dennoch eindeutig Parteilichkeit beinhalten, gibt es nur in Ausnahmen (zB: Veröffentlichungen des Sozialistischen Büros in Offenbach oder Texte aus dem Merve Verlag, Berlin).

Die "edition 2000" bietet sich als Plattform denjenigen an, die politischer Bevormundung gleichwelcher Seite auch im Verlagswesen widerstehen wollen und Veränderung nicht lautstark und gekünstelt mit Worten (also abgehoben von jeder Form von tatsächlich verändernder Praxis) aber auch nicht mit dem Hammer in der Faust (also aktivistisch auf der Basis von Theorielosigkeit) herbeiträumen, sondern die mit Phantasie und Mut solidarisch dazu beitragen wollen, daß sich die "Freiheit des Subjekts" in einer befreiten Gesellschaft realisieren kann und der Kampf in den Köpfen mit dem Kampf auf der Straße in Einklang gebracht wird.

afa

Doris Leupold, Mai 82

edition »2000 lädt ein und fordert zur Mitarbeit auf

» die projekte «

theorie + kritik

arbeiten zur wissenschaftstheorie und wissenschaftspraxis

theorie + praktische kritik

texte zur theorie einer materialistischen wissenschaft
+ schriften zur politischen praxis

x: 2000

berichte zu experimenten aus der gesellschaftlichen praxis (sozialarbeit / kinderladenarbeit / experimente mit randgruppen)

poloek 2000

texte zur kritik der politischen ökonomie
(reprints von klassikern vor + nach marx / bürgerliche marxkritik / aktuelle + neuere arbeiten zur kritik der politischen ökonomie – diplomarbeiten, dissertationen etc)

ante 2000

spezialitäten + raritäten mit literarischem, wissenschaftlichem und künstlerischem Inhalt
(reprints + neuausgaben teils nicht mehr reproduzierbarer schriften / revolutionäre romane / klassische comics etc)

forum 2000

diskussionsbeiträge zu konkreten utopien (extrapolationen/ innovationen / inventionen / pläne)

NUMERUS CLAUSUS
UND
ÄRZTESCHAFT

Zur Kritik der ärztlichen Interessenpolitik

Willi Thelen

Verlag Andreas Achenbach Giessen

ISBN 3-87958-120-7
theorie+praktische kritik 20
1. Auflage 1974

Printed in Germany (GFR) by Osswald GmbH Garbenheim

EINLEITUNG

In dem vorliegenden Buche von Willi Thelen wird die Stellung der deutschen Ärzteschaft zur medizinischen Ausbildung und zum Numerus Clausus aus verschiedenen Perspektiven beleuchtet. Das Thema ist nicht neu, wie auch aus dem ausführlichen Literaturverzeichnis hervorgeht. Erst kürzlich wurde es von einer Arbeitsgruppe des Marburger Kongresses "Medizin und gesellschaftlicher Fortschritt" ausführlich diskutiert. Meines Wissens existiert aber bisher noch keine so ausführliche Materialsammlung und Analyse des Problems, wie sie in dem Buch von Thelen vorgelegt wird. Das Buch versucht zu zeigen, daß der Numerus Clausus weder einer vernünftigen Bedarfsplanung für ärztliche Leistungen entspricht, noch den Kapazitätsgrenzen der medizinischen Ausbildungsstätten. Nachgewiesen wird, daß bei seinem Zustandekommen vor allem berufsständische Interessen: diejenigen der niedergelassenen Ärzte und diejenigen der Hochschullehrer - maßgebend waren. Die niedergelassenen Ärzte bestanden aus der Sorge um die Erhaltung ihrer Einkommen auf einer Steuerung - zeitweise sogar auf einer Senkung - des ärztlichen Nachwuchses. Ihre Stellung zum Numerus Clausus änderte sich erst Mitte der sechziger Jahre, als wegen der allzu offensichtlichen Unterversorgung besonders entlegener ländlicher Gebiete die Gefahr bestand, daß der Sicherstellungsauftrag der ambulanten Behandlung - in Wahrheit ein Behandlungsmonopol - an die kassenärztlichen Vereinigungen zurückgenommen wurde. Eine Rolle spielten dabei aber auch die Auslesebedingungen, die von den Abiturnoten ausgingen, und es den Kindern niedergelassener Ärzte zum Teil schwer machten, einen Studienplatz in der Medizin zu finden, um somit eines Tages die elterliche Praxis übernehmen zu können. Auf Seiten der Hochschullehrer wurde die Stellungnahme zu Gunsten einer begrenzten Studienzahl in Zusammenhang gebracht mit dem Übergang von an realen höheren Zahlen orientierten Kolleggeldern zu einer Kolleggeldpauschale.

Das Buch folgt diesen und anderen Entwicklungen in einer großen Detailliertheit. Es verdeutlicht auch das System der gesetzlichen Krankenversicherung in der Bundesrepublik und seiner Organisationsstruktur, ebenso wie die Entwicklung der ärztlichen Honorare. Eine ausführliche Statistik der Entwicklung der verschiedenen ärztlichen Berufssparten vervollständigt das Bild. Klar geht aus dem Buch hervor, daß der Numerus Clausus in Zusammenhang mit der Absichtserklärung der Bundesregierung, die Kapazität der medizinischen Ausbildungsstätten in naher Zukunft nicht wesentlich zu erhöhen, zwangsläufig dazu führen muß, daß die ärztliche Versorgung dem steigenden Bedarf an ärztlichen Leistungen nicht mehr gerecht werden kann.

Der Numerus Clausus im Bereich der allgemeinen Medizin hat aber auch noch aus anderen, in diesem Buche nicht ausführlicher abgehandelten Gründen eine exemplarische Bedeutung. Einmal muß man ihn im Zusammenhang sehen mit den anderen Maßnahmen der Formierung des Medizinstudiums: der zunehmenden Verschulung des Medizinstudiums, der neuen Approbationsordnung und der neuen Prüfungsform. Die Bestimmung der Prüfungsfragen und damit der Lernziele durch das Landesamt für medizinische Prüfungsfragen, die in diesem Punkte die Autonomie der Hochschulen beseitigt und den Hochschullehrern die Möglichkeit nimmt, an der Bestimmung der medizinischen Lernziele maßgeblich mitzuwirken, potentiert im Zusammenhang mit dem Numerus Clausus ihre Disziplinierungsfunktion.

Inzwischen ist der Numerus Clausus auf eine große Zahl anderer Studienfächer ausgedehnt worden; und man muß befürchten, daß der totale Numerus Clausus für sämtliche Studienrichtungen vor der Tür steht. Somit sind ähnliche Entwicklungen wie in der Medizin auch in nahezu allen anderen Studienfächern absehbar. Man wird zurecht vermuten können, daß der Leistungsdruck, auf alle Fälle gute Abiturnoten zu erzielen, um überhaupt studieren zu können,

Emanzipationsversuche bereits auf der Schule erheblich bremsen wird. Politisch unerwünschte Meinungen werden sich, wenn sie mit schlechten Noten geahndet werden können, bereits auf der Schule ausdrücken, d.h. aber, sich nur unter großen Schwierigkeiten entfalten können. Gleichzeitig wird eine Funktionalisierung des Unterrichts im Sinne der Monopole erreicht. Politische, ökonomische und funktionale Interessen des Monopolkapitals laufen hier also zusammen. Sie geraten hier aber zum Teil auch in einen Widerspruch zu den Interessen der ärztlichen Standesvertretungen.

Angesichts dieser Lage kann die Forderung fortschrittlicher Mediziner nur sein, durch Senkung des Rüstungsbedarfs und Beschneidung der Monopolprofite zusätzliche Kapazitäten für die Ausbildung von Medizinern zu schaffen, die es erlauben, den Numerus Clausus fallen zu lassen.

Giessen im März 1974 Erich Wulff

Inhaltsverzeichnis

Seite

1. Problemstellung

"... das Problem ist, daß wir in Deutschland -zigtausend Ärzte zu wenig haben ... Wer heute den Numerus clausus nicht beseitigt, ist für den Ärztemangel in zwölf Jahren verantwortlich" (90a).

Diese für einen prominenten Ärztefunktionär erstaunliche Äußerung dokumentiert die Kehrtwendung, die in der Politik der ärztlichen Berufs- und Standesorganisationen in Bezug auf den Numerus clausus in der Medizin zu verzeichnen ist.

Noch zehn Jahre zuvor hatten dieselben Ärztefunktionäre auf eine drohende "Arztschwemme" und auf hungerleidendes "Ärzteproletariat" hingewiesen und mit massiver Propaganda für eine Reduzierung der Zahl der Medizinstudenten gesorgt und sich so mitverantwortlich gemacht für die heutige Ärzteknappheit.

Sahen damals die Organisationen der niedergelassenen Ärzte durch den starken Zustrom junger Ärzte ihre herausragende materielle Stellung bedroht, so versuchen sie nun durch die Forderung nach mehr Ärzten die offensichtlichen Mängel des Gesundheitswesens in der BRD zu verkleistern. In beiden Fällen ging es also den ärztlichen Berufs- und Standesorganisationen darum, den jeweiligen status quo in der gesundheitlichen Versorgung der Bevölkerung der BRD zu erhalten. Diese bis heute für die Ärzte weitgehend erfolgreiche Politik hat mit dazu geführt, daß insbesondere in ländlichen Gegenden die ärztliche Versorgung nicht mehr in ausreichendem Maß garantiert werden kann. Aber auch in den Großstädten selbst werden die niedergelassenen Ärzte immer knapper. So kommt im Westberliner Bezirk Kreuzberg auf 10 000 Kinder nur noch eine Fachärztin (18a). Auch Frauen- und Nervenärzte fehlen allenthalben. Noch verschärfend wirkt, daß die niedergelassene Ärzteschaft weitgehend überaltert ist. Die Praktischen Ärzte sind heute durchschnittlich über 55 Jahre alt (70a, 22). Die Patienten werden im Schnellverfahren durch die Praxis geschleust. Zwei-Minuten-Diagnostik und Fünf-Minuten-Medizin sind heute zu gängigen Begriffen geworden. Daher ist es auch kein Wunder, wenn rund 40 % aller Diagnosen des Allgemeinpraktikers einer nachträglichen klinischen Überprüfung nicht standhalten (61, 39).

Die Diskrepanz zwischen der begrenzten Leistungsfähigkeit der einzelnen ärztlichen Praxis und den diagnostischen und therapeutischen Möglichkeiten moderner medizinischer Wissenschaft wird immer größer; das Vertrauen der Bevölkerung in das Gesundheitswesen schrumpft mehr und mehr zusammen.

Das Gesundheitswesen der BRD ist in den letzten Jahren in zahlreichen Publikationen kritisch analysiert worden; nur selten jedoch sind die wahren Gründe für die schlechte gesundheitliche Versorgung der Bevölkerung der BRD genannt worden, nämlich die weitgehend nach den Profitinteressen von niedergelassenen Ärzten, der Pharmazeutischen Industrie und den Apotheken organisierte gesundheitliche Versorgung. Die politisch verantwortlichen Kräfte in der BRD sind bisher nicht bereit, dieses System zu ändern.

Die vorliegende Arbeit will versuchen, einen Beitrag zur Klärung der Frage zu erreichen, ob, warum und mit welchen Mitteln die ärztlichen Berufs- und Standesorganisationen ein Interesse an der Einführung des Numerus clausus in der Medizin haben; es werden darüber hinaus die Zulassungskriterien untersucht.

Sowohl die starke Zunahme der Studenten an den Hochschulen und insbesondere in der Allgemeinen Medizin, als auch die Zahl der Ärzte insgesamt, warfen für die Selbstverwaltungsorganisationen der Ärzteschaft schwerwiegende Regulierungsprobleme auf hinsichtlich der absoluten Zahl der Ärzte einerseits und der Struktur und Verteilung dieser Ärzte andererseits. Wenn auch mit dieser Arbeit die Steuerung der Hochschulzulassung für Studienanfänger der Allgemeinen Medizin durch die Ärzteorganisation nicht mit letzter Sicherheit festgestellt werden kann, so spricht jedoch die Intensität der von der Ärzteorganisation in ihren Publikationsorganen geführten Propagandaarbeit, das tatsächliche rigide Absinken der Zulassungszahlen in der Allgemeinen Medizin und insbesondere das Absinken mit einer zeitlichen Verzögerung, die die Einwirkung der ärztlichen Propaganda erst plausibel macht, für die Hypothese, daß der Numerus clausus nicht allein durch Regulierungs- und Anpassungsprobleme der Hochschulen bedingt war.

Das Gesundheitssystem in der BRD wird geprägt durch das System der Gesetzlichen Krankenversicherung (GKV), in ihrem Mittelpunkt steht der niedergelassene Arzt, der mit dem Monopol für die ambulante ärztliche Versorgung der Bevölkerung versehen, zum Knotenpunkt für alle ärztlichen bzw. gesundheitssichernden Leistungen wird. Daher ist das Gesundheitssystem der BRD nur bei Kenntnis der Genese der GKV zu verstehen.

Die Entstehung der GKV als ein Instrument der Befriedigung der Arbeiterklasse und der Bekämpfung der an Boden gewinnenden Sozialdemokratie auf der einen Seite, die Relevanz der GKV für zunächst die Industriearbeiterschaft in Hinsicht auf die Erhaltung und Reproduktion ihrer Arbeitskraft als Ware auf dem kapitalistischen Arbeitsmarkt auf der anderen Seite, unterstreichen den Zusammenhang zwischen dem bestehenden Gesundheitssystem und der Gesellschaftsordnung der BRD.

Für alle wissenschaftlichen Arbeiten, die sich mit gesellschaftlichen Subsystemen auseinandersetzen, gilt, daß ihre Einordnung hinsichtlich der Relevanz und der theoretischen Stichhaltigkeit erst im Rahmen einer konkreten die Gesamtgesellschaft umfassenden Analyse vorgenommen werden kann. Daß diese konkrete Gesellschaftsanalyse bisher nicht geleistet wurde und in dieser Arbeit nicht geleistet werden kann, kann nicht in die Forderung umgemünzt werden, die Analyse von Aspekten gesellschaftlicher Subsysteme zurückzustellen, bis die Gesamtanalyse erstellt wird. Vielmehr muß stärker als bisher berücksichtigt werden, daß die empirischen Aufarbeitungen gesellschaftlicher Prozesse einen wichtigen Beitrag zur Erstellung einer gesamtgesellschaftlichen Analyse leisten kann.

Die vorliegende Arbeit versucht die vorgestellte Thematik unter zwei Aspekten in Angriff zu nehmen. Zunächst soll die Verkopplung von Bildungs- und Gesundheitssystem, am Beispiel der Regulierung ärztlicher Berufs- und Standesinteressen mit Hilfe des Numerus clausus in der Allgemeinen Medizin dargestellt und diskutiert werden. Darüberhinaus wird jedoch auch auf die Auswirkungen eingegangen, die der Numerus clausus in der Allgemeinen Medizin auf die beiden gesellschaftlichen Subsysteme und die in ihnen vertretenen Interessengruppen hat.

Wir beginnen unsere Analyse mit der Darstellung der Entwicklung des Numerus clausus in der Allgemeinen Medizin an den Hochschulen. Dabei wird ausgehend von der Situation nach Kriegsende (2. 1) besonders die Entwicklung der Studentenzahlen, die Einführung und die Durchsetzung des Numerus clausus in der ersten Hälfte der sechziger Jahre diskutiert (2. 2.). Nach einer Untersuchung der Zulassungsentwicklung und der möglichen Gründe der Hochschulen zur Einführung des Numerus clausus aus ihrer Sicht (2. 4.) kommen wir zu dem Schluß, daß eine Einführung des Numerus clausus in der Allgemeinen Medizin aus den Intentionen der Hochschulen nicht allein erklärbar ist.

Um den Ursachen der Einführung und der Rigidität des Numerus clausus auf die Spur zu kommen, werden die Stellungnahmen der ärztlichen Berufs- und Standesorganisationen zum Numerus clausus untersucht (5). Dabei ergibt sich, daß zeitlich wie auch inhaltlich, Zusammenhänge zwischen der Debatte um den ärztlichen Nachwuchs und die Reform der GKV festzustellen sind (4). Durch die Reform der GKV drohen der Ärzteschaft sowohl Einkommensverluste als auch die Einbuße der Möglichkeit, die Quantität und die Verteilung der niedergelassenen Ärzte zu steuern. Die Ärzteorganisationen (3), die durch die Organisationen der niedergelassenen Ärzte majorisiert sind (3.2.), müssen daher nach Ersatzstrategien suchen, um den durch die drohende GKV-Reform anstehenden Einkommens- und Machtverlust zu sublimieren.

Dazu bietet sich die Steuerung des ärztlichen Nachwuchses an. Diese wird in der Hauptsache durch intensive Öffentlichkeitsarbeit und hier mittels Gutachten versucht, die sowohl in ihrer wissenschaftlichen Qualität umstritten sind, als auch darüberhinaus in der ärztlichen Berufs- und Standespresse verfälscht dargestellt werden (5). Das Eintreten für einen rigiden Numerus clausus in der Allgemeinen Medizin und Zulassungsregelungen, die sich einseitig und hartnäckig auf die Abiturnoten als Mittel einer weiteren Selektion beziehen (6), erhärten die eingangs angeführte Hypothese, daß die Einführung des Numerus clausus in der Allgemeinen Medizin mit den Interessen der Ärzteorganisationen zumindest kongruent ist.

Bei der Betrachtung des Umschlags der Diskussion des Numerus-clausus-Problems bei den Ärzteorganisationen zu Ende der sechziger Jahre (7), die einhergeht mit der Verschlechterung der ärztlichen Versorgung in weiten Teilen des 'flachen Landes' und der verstärkten Diskussion dieses Themas durch die Massenmedien, zeigen sich deutliche Indikatoren dafür, daß die Diskussion um den Numerus clausus von den Ärzteorganisationen mehr und mehr dazu benutzt wird, die derzeitige Struktur des Gesundheitswesens in der BRD zu konservieren.

Im Tabellenanhang am Ende dieses Bandes sind eine Reihe von Daten zusammengestellt, die für die Erstellung dieser Arbeit wichtig waren bzw. bei der Erarbeitung des Themenkomplexes aufbereitet wurden. Diese Tabellen sollen das Grundmaterial für weitere Untersuchungen im Rahmen der Analyse der Strukturen des Gesundheitswesens der BRD einem Kreis von Interessierten zur Verfügung stellen. Ein erheblicher Teil dieser Tabellen mußte aus den verschiedensten

Quellen zusammengestellt werden. Da in diesen Quellen die einzelnen statistischen Kategorien nicht präzise definiert sind, kam es bei der Zusammenstellung des Materials oft zu Widersprüchen, die nicht immer abschließend geklärt werden konnten. Die Differenzen sind aber so gering, daß der Wert der Tabellen für die weiteren Analysen darunter kaum leidet.

2. Der Numerus clausus in der Allgemeinen Medizin

In diesem Kapitel wird die Entwicklung der Studentenzahlen in der Allgemeinen Medizin in der Bundesrepublik Deutschland aufgezeigt. Dabei wird von der Situation nach Beendigung des zweiten Weltkrieges ausgegangen. Zunächst soll die generelle Entwicklung der Studentenzahlen in der Allgemeinen Medizin diskutiert, daran anschließend das Verhältnis zwischen Studienbewerbern und Zugelassenen und die Ausbreitung des Numerus clausus von der Allgemeinen Medizin aus auf Randbereiche dargestellt werden. Ziel dieses Kapitels ist es, die spezifischen Bedingungen der Einführung des Numerus clausus an den medizinischen Ausbildungseinrichtungen zu untersuchen. Dargelegt wird, daß die materiellen und personellen Bedingungen an den medizinischen Ausbildungseinrichtungen und auch strukturelle bzw. juristische Erfordernisse nicht ausreichen, um die Einführung des Numerus clausus in der Allgemeinen Medizin von den Interessen der Hochschulen her zu begründen.

2.1. Die Ausbildungssituation an den Medizinischen Fakultäten nach Ende des 2. Weltkrieges

Im folgenden wird die Frage untersucht, ob die spezifische Situation in der medizinischen Ausbildung nach dem 2. Weltkrieg in der BRD die Einführung des Numerus clausus zu Beginn der sechziger Jahre beeinflußt hat.

Einen Überblick über die zahlenmäßige Entwicklung der Studienanfänger in der Allgemeinen Medizin gibt die folgende Tabelle 1.

Wie Tabelle 1 zeigt, liegt für den Zeitraum zwischen 1941 und 1951 kein statistisches Material vor. Es ist ersichtlich, daß die Zahl der Studienanfänger in der Allgemeinen Medizin zwischen 1933 und 1940 von 4.112 auf 9.735 zunahm. Der Anteil der Studienanfänger in der Medizin an der Gesamtzahl der Studienanfänger stieg von

Tab. 1: Die Studienanfänger in der Allgemeinen Medizin

Jahr	Studienanfänger Allg. Medizin	in % aller Studienanfänger
1933	4 112	18,5
1934	2 499	18,7
1935	3 202	22,0
1936	2 652	24,3
1937	3 699	26,6
1938	3 396	22,4
1939	7 924	43,7
1940	9 735	
.	.	.
.	.	.
.	.	.
1952	1 822	7,4
1953	1 831	7,6

Quelle: Wissenschaftsrat: Empfehlungen des Wissenschaftsrats zur Struktur und zum Ausbau der medizinischen Forschungs- und Ausbildungsstätten, 1968, S. 248-249.

18,5 % auf 32,5 %. Von 1938 auf 1939 ist dabei ein erheblicher Anstieg der Studienanfängerzahlen festzustellen. Dieser ging auf einen Erlaß des Oberkommandos der Wehrmacht zurück (63,138), der schon vor Beginn des 2. Weltkrieges die wehrpflichtigen Medizinstudenten zur Beendigung des Medizinstudiums beurlaubte. bzw. die Jahrgänge 1919 bis 1922 zur Aufnahme des Medizinstudiums freistellte. Die sich durch diese Maßnahmen schlagartig erhöhende

Attraktivität des Studienfaches Allgemeine Medizin dokumentiert sich in den sprunghaft ansteigenden Zahlen der Studienanfänger.

Mit dieser Anordnung versuchte das Oberkommando der Wehrmacht für den Kriegsausbruch und den damit sich sprunghaft erhöhenden Bedarf an ärztlichen Leistungen vorzusorgen.

Wie die Tabelle 2 deutlich macht, führte diese Regelung dazu, daß die Zahl der Medizinstudenten sprunghaft anstieg. So wurden im WS 43/44 doppelt soviele Medizinstudenten gezählt als noch zwei Jahre zuvor. Jeder zweite Student war damals Medizinstudent. In den Kriegsjahren ab 1940 wurden sog. Studentenkompanien eingeführt, als deren Angehörige die Medizinstudenten ihr Studium durchführen konnten. In den Semesterferien hatten die Mitglieder dieser Studentenkompanien soweit sie Medizinstudenten waren, als med. Hilfspersonal Fronteinsatz abzuleisten. Die erhöhte Ausbildungskapazität, die die medizinischen Ausbildungsstätten zu erbringen hatten, wurden ab 1939 durch die Einrichtung der sog. Trimester ermöglicht.

Analog zu den sich erhöhenden Studienanfängerzahlen steigt auch die Zahl der Medizinstudenten insgesamt. Tabelle 2 legt diese Entwicklung für die Zeit vor Ausbruch des 2. Weltkrieges für die Kriegsjahre und die Jahre nach Beendigung des Krieges dar.

Wegen der sehr niedrigen Studienanfängerzahlen zwischen 1933 und 1938 sinkt die Gesamtzahl der Medizinstudenten im selben Zeitraum ebenfalls ab. Mit Beginn des 3. Trisemesters 1939 steigen dann jedoch auch die Zahlen der Studenten in der Allgemeinen Medizin erheblich an. Aus der Zahl für das WS 1943/44 wird deutlich, in welchem erheblichen Umfang dies geschehen ist. Dieser Anstieg wurde noch dadurch verstärkt, daß die Ausbildungszeit sowohl durch den Wegfall des praktischen Jahres (63,138) als auch die Einführung der Trisemester erheblich verkürzt wurde.

Nach Kriegsschluß waren die meisten Universitäten so zerstört, daß sie "auf Anordnung der Besatzungsmächte" (126,10) einen Numerus

Tab. 2: Studenten der Allgemeinen Medizin

Wintersemester	Zahl der Studierenden
33/34	23 899
34/35	21 649
35/36	20 556
36/37	18 034
37/38	16 604
38/39	15 905
39+	16 565
40+	18 772
41+	18 742
43+	39 028
50/51	13 225
51/52	11 137
52/53	10 264
53/54	9 987
54/55	10 235

+ jeweils 3. Trisemester

Quelle: Wissenschaftsrat: Empfehlungen des Wissenschaftsrates zur Struktur und zum Ausbau der medizinischen Forschungs- und Ausbildungsstätten, 1968, S. 251-252
Länderrat des Amerikanischen Besatzungsgebietes (Hrsg.): Statistisches Handbuch von Deutschland 1928 - 1944, 1949.

clausus einführen mußten.

"Die Immatrikulation einer hohen Zahl von Studienanfängern 1945/46 führte bereits zu einer Blockierung weiterer Erstimmatrikulationen" (126,10). Die hieraus resultierende geringe Zahl der Studienanfänger in der Allgemeinen Medizin konnte durch die hohe Zahl der Medizinstudenten nur teilweise kompensiert werden, so daß nach dem Kriege die Zahl der Medizinstudierenden bis Wintersemester 1953/54 ständig absank.

Zur gleichen Zeit mußte eine Vielzahl während der Kriegsjahre ausgebildeter Ärzte versuchen, in den Krankenhäusern eine Anstellung zu finden, entweder um ihre Ausbildung abzuschließen, eine Facharztausbildung zu beginnen oder abzuschließen oder um sich im Krankenhaus den Lebensunterhalt zu verdienen. Durch die Vielzahl junger Ärzte, durch Ärzte aus der ehemaligen Wehrmacht und durch geflüchtete Ärzte aus den besetzten Gebieten verwandelte sich der während und vor der Kriegszeit zu beklagende Ärztemangel im Vergleich zu den vorhandenen Möglichkeiten der Berufsausübung in einen Überschuß an Ärzten. Diese außerordentlich verschärfte Konkurrenzsituation unter den Ärzten wurde von den Krankenhausträgern intensiv ausgenutzt. So war es an der Tagesordnung, daß Ärzte ihren Dienst im Krankenhaus für ein Taschengeld zu absolvieren hatten, bzw. sie für die Möglichkeit der Berufsausübung sogar umsonst zu arbeiten hatten.

"Bekanntlich war nach 1945 auch für die jüngeren Ärzte und die, die es werden wollten, der berufliche 'Wohlstand' ausgebrochen. An den Eingängen der Krankenhäuser drängten sich Assistenzärzte aller Grade, nagelneue und bejahrte, erfahrene und unerfahrene zusammen mit unzähligen Patienten, Flüchtlingen und Hospitaliten. Diese wollten im Krankenhaus arbeiten, jene wollten darin liegen. Für ersteren wurden Hilfs- und Volontärstellen eingerichtet, für die letzteren Notbetten aufgestellt. Die Verwaltungsdirektoren der Krankenhäuser suchten sich die geeigneten Ärzte aus ... Die finanzielle Einstufung im Angestelltenverhältnis nach Vollassistenten, Zweidrittelassistenten neben Eindrittel- oder Pflichtassistenten und nach unbezahlten Volontären erwies sich als eine Patentlösung, die es erlaubte mit geringen Mitteln möglichst viele Arbeitskräfte zu gewinnen ... und die Betroffenen zwar weniger in Lohn und Brot, dafür aber in Vollbeschäftigung zu bringen" (47,12). Welche Bedeutung derart unter- oder gar nicht bezahlten Ärzte für die Krankenversorgung der Bevölkerung hatten, wird klar wenn man sich verdeutlicht, daß nach Ende 1952 von insgesamt 28 867 Krankenhausärzten 5 696 Ärzte dieser Kategorie angehörten. Dies entspricht einem Anteil von 19 %. Hinzu kamen noch 2 278 Pflichtassistenten (8 %). Mit Planstellen waren Ende 1952 nur etwa 50 % aller im Krankenhaus tätigen Ärzte versorgt (nach 53,2669).

Die Lage der Ärzteschaft nach dem Krieg ist gekennzeichnet durch ein relatives Überangebot an Ärzten. Dies hatte zur Folge, daß sehr viele Ärzte schlecht bezahlt wurden. Die Attraktivität des Studienfaches Allgemeine Medizin sank damit erheblich, was sich in sinkenden und insgesamt sehr niedrigen Zahlen für Studienanfänger in der Allgemeinen Medizin niederschlug. Dieser Trend änderte sich erst im Laufe der allgemeinen Verbesserung der wirtschaftlichen Lage in der BRD. Ab 1952 steigt die Zahl der Studienanfänger in der Allgemeinen Medizin langsam, ab 1958 dann erheblich an.

So ist es nicht verwunderlich, daß schon Ende der 50iger Jahre in den Krankenhäusern die ersten Anzeichen für einen Mangel an Assistenzärzten auftauchen. Mit der Verknappung des Angebots an Assistenzärzten steigt ihr Wert am Arbeitsmarkt. Das Medizinstudium wird wieder wesentlich zu einer finanziellen Attraktion, das die Studienanfänger über die allgemeine Steigerungsrate hinaus, die durch das allgemeine Mehr an Studienanfängern verursacht wird, zur Aufnahme des Medizinstudiums lockt.

Gleichzeitig war durch die frühzeitige Regulierung der Studienanfängerzahlen nach Kriegsschluß der Druck zur Ausweitung der Studienkapazitäten für Staat und Bundesländer gering gewesen. So wurden im Gebiet der BRD nach Kriegsende zwar drei Universitäten gegründet (FU-Berlin, Mainz und Saarbrücken), doch konnten diese mit ihrem Ausbildungsangebot bestenfalls den Zustrom von Flüchtlingen und Auswanderern ausgleichen. Zwischen 1950 und 1960 wurden im Bereich der Allgemeinen Medizin keine weiteren Ausbildungsstätten eingerichtet. Dies obwohl sich die Zahl der Medizinstudenten im selben Zeitraum verdoppelte. Die Stimmung unter Ärzteorganisationen und staatlichen Instanzen, letztlich vertreten durch die Hochschulen, war somit günstig, um zu Beginn der 60iger Jahre den Numerus clausus in der Allgemeinen Medizin einzuführen. Die Ärzteorganisationen konnten mit den ersten Warnungen der Krankenhausträger bezüglich eines drohenden Assistenzarztmangels auf die Zeit nach Beendigung des 2. Weltkrieges hinweisen, um die Krankenhausträger unglaubwürdig erscheinen zu lassen und die Ärzteschaft zu formieren. Staat und Bundesländer als Träger der Universitäten konnten hoffen, mit Einführung des Numerus clausus zumindest zeitweise den Grad der Ausbildungsmisere zu verschleiern. Gleichzeitig wurde so Zeit für die Entwicklung von Maßnahmen gewonnen, die es erlauben sollten, den "output" von akademischem Nachwuchs an die Bedürfnisse von Wirtschaft und Dienstleistungssektor anzupassen.

2.2. Die Entwicklung der Zahlen der Studienbewerber

Absolute Zahlen

Seit 1952 liegt für den Bereich der BRD statistisches Material über die Studienanfänger in der Allgemeinen Medizin vor.

Nachdem die Zahlen der Studienanfänger in den Kriegsjahren ständig gestiegen waren (1940: 9 735), war die Zahl der Studienanfänger nach dem 2. Weltkrieg gering. 1952 besuchten insgesamt 1 822 Stu-

Tab. 3: Studienanfänger in der Allgemeinen Medizin, Bewerber und Zugelassene

Jahr	Anzahl der Abiturienten	Stud.-anfänger insges.	Stud. anfänger Allg. Medizin		Bewerber					Differenz SBA - ZRS		Jahr
					Anzahl	Zugelassene		Abgelehnte				
			absol.	in %	absolut	absolut	in %	absolut	in %	absolut	in %	
1952	27 568	24 605	1 822	7,4	-	-	-	-	-	-	-	1952
1953	24 780	24 064	1 831	7,6	-	-	-	-	-	-	-	1953
1954	32 689	28 473	2 311	8,1	-	-	-	-	-	-	-	1954
1955	33 069	29 637	2 502	8,5	-	-	-	-	-	-	-	1955
1956	40 849	36 609	3 057	8,4	-	-	-	-	-	-	-	1956
1957	43 993	35 318	2 931	8,3	-	-	-	-	-	-	-	1957
1958	48 866	37 711	3 556	9,4	-	-	-	-	-	-	-	1958
1959	53 770	39 025	4 541	11,6	-	-	-	-	-	-	-	1959
1960	58 164	43 609	5 344	12,2	-	-	-	-	-	-	-	1960
1961	60 220	46 075	5 812	12,6	-	-	-	-	-	-	-	1961
1962	61 016	47 891	5 900	12,3	-	-	-	-	-	-	-	1962
1963	62 676	45 447	4 421	9,7	.	.	.	.	.	.	.	1963
1964	59 142	44 243	4 700	10,6	.	.	.	.	.	.	.	1964
1965	51 747	41 271	4 215	10,2	9 992	5 327	53,3	4 665	46,7	1 112	26,4	1965
1966	54 572	56 125	4 415	7,9	.	.	.	.	.	-	-	1966
1967	66 252	77 618[1]	3 522	6,3	10 246	4 458	43,9	5 788	56,5	937	26,6	1967
1968	73 052		3 495	5,2	11 943	4 567	38,2	7 376	61,8	1 072	30,7	1968
1969	77 190	75 973	3 029	3,5	13 985	4 521	32,3	9 469	67,7	1 492	49,3	1969
1970	87 837	73 087	3 416	4,7	18 391	4 893	26,3	13 598	73,4	1 477	43,3	1970
1971	102 517	83 558	3 196	3,8	24 452	5 405	22,1	19 047	77,9	2 309	69,0	1971

1) Schuljahresumstellung

Quellen: Wissenschaftsrat (Hrsg.): Empfehlungen des WR zur Struktur und zum Ausbau der medizinischen Forschungs- und Ausbildungsstätten, S. 249

Statistisches Bundesamt (Hrsg.): Statistisches Jahrbuch für die BRD 1952 - 1973

Informationshefte der ZRS - WRK, Stellungnahme, S. 25 ff.

dienanfänger die westdeutschen medizinischen Ausbildungseinrichtungen. Zwischen 1952 und 1962 stieg die Zahl der Studienanfänger kontinuierlich an. 1962 wurden 5 900 Studienanfänger zugelassen. Von 1963, dem Jahr, in dem an den westdeutschen medizinischen Fakultäten insgesamt der Numerus clausus eingeführt wurde (totaler Numerus clausus), bis 1969 sank die Zahl der Studienanfänger ebenso kontinuierlich wieder ab und erreichte mit 3 029 ein Minimum. Erst ab 1970 steigen die Zahlen für die Studienanfänger in der Allgemeinen Medizin wieder leicht an, wobei dieser Anstieg jedoch wesentlich durch neu errichtete Ausbildungseinrichtungen erreicht wurde.

Im Jahre 1965 wurde erstmals eine Zentrale Registrierstelle (ZRS) eingerichtet, die die Aufgabe hatte, die Studienbewerber gleichmäßig auf alle vorhandenen Studienplätze zu verteilen. Die ZRS wurde 1966 aufgelöst, weil sie die ihr zugeschriebenen Aufgaben nicht mehr wahrnehmen konnte, da die Zahl der Bewerber die Zahl der Studienplätze um ein Vielfaches übertraf. 1967 wurde aufs neue, unter der Obhut der Westdeutschen Rektorenkonferenz (WRK) eine ZRS mit der Aufgabe eingerichtet, das Zulassungsverfahren für die einzelnen Hochschulen zentral zu regeln. Die ZRS legt seit 1965 Zahlen für die zugelassenen Medizinstudienbewerber vor, die sich erheblich von denen unterscheiden, die in der Kleinen Hochschulstatistik, herausgegeben vom Stat. Bundesamt, genannt werden (s. Tabelle 3, S. 24 u. Abb. 1, S. 26).

Der Hauptfehler ist vor allem darin zu sehen, daß in der "Kleinen Hochschulstatistik" nur diejenigen als Studienanfänger in der Allgemeinen Medizin geführt werden, die sich erstmals an einer Hochschule für dieses Fach immatrikulieren lassen. Nicht miteingerechnet sind also die Studienanfänger in der Allgemeinen Medizin, die zuvor in derselben Hochschule bereits in einem anderen Fach immatrikuliert waren. Diese werden jedoch in der ZRS-Statistik erfaßt, da in der Regel alle Studienanfänger in der Medizin, egal ob und

Abb. 1: Die Studienanfänger in der Allgemeinen Medizin

Quelle: Stat. Bundesamt (Hrsg.): Stat. Jahrbuch für die BRD 1952-1973
Zentrale Registrierstelle, Westdeutsche Rektorenkonferenz (Hrsg.): Informationshefte der ZRS

Studienanfänger

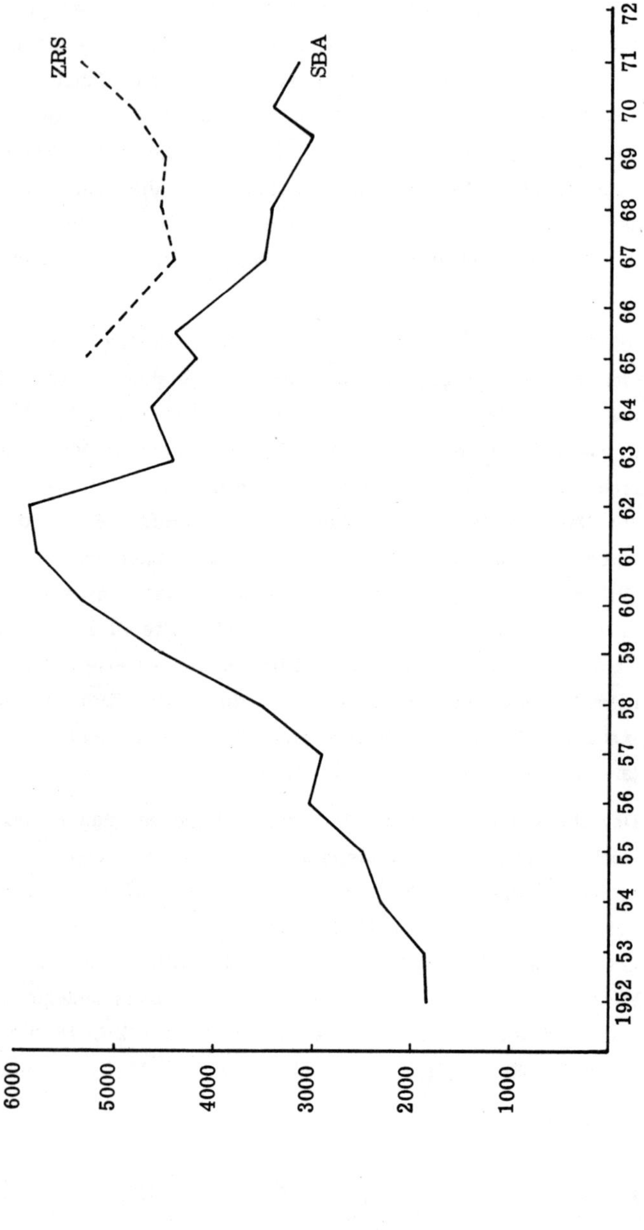

was sie zuvor studiert haben, über das ZRS-Verfahren zugelassen werden. Da bei der großen Zahl der Bewerber und der im Vergleich dazu geringen Anzahl der Studienplätze in der Allgemeinen Medizin eine große Anzahl Studienbewerber ein anderes - vorläufiges - Studium aufnimmt, ist diese Fehlerquelle erheblich (Tabelle 3, S. 24).

Parallel zu der steigenden Zahl der Studienbewerber wächst auch bis 1962 der Anteil der Studienbewerber in der Allgemeinen Medizin an der Gesamtzahl der Studienbewerber. Von 7,4 % im Jahre 1952 steigt der Anteil auf 12,3 % 1962. Bis 1969 sank der Anteil der Studienanfänger in der Allgemeinen Medizin an der Gesamtstudentenschaft - von kleineren Schwankungen abgesehen - ebenso kontinuierlich ab und erreicht 1969 3,5 %.

Das Verhältnis Studienbewerber - Zugelassene

Über die Zahl der Studienbewerber liegt erst seit Gründung der ZRS 1965 Material vor. 1965 bewarben sich 9 992 Studienbewerber für einen Studienplatz in der Allgemeinen Medizin. Bei 5 327 Zugelassenen ergibt sich eine Zulassungsquote von 53,31 %. Bis 1971 war die Zahl der Studienbewerber auf 24 452 gestiegen. Demgegenüber standen 5 405 Zugelassene. Die Zulassungsquote sank also in 6 Jahren auf 22,1 %. Mit anderen Worten: 1971 wurden mehr als 4 von 5 Studienbewerbern im Fach Allgemeine Medizin abgelehnt (Tabelle 3, S. 24, Abb. 2, S. 28).

Besonders deutlich wird das Mißverhältnis von Studienbewerbern zu Studienplätzen, wenn man das Verhältnis an den einzelnen Ausbildungsstätten betrachtet:

Abb. 2: **Verhältnis der zugelassenen und abgelehnten Studienbewerber zur Gesamtzahl der Bewerber bei der ZRS**

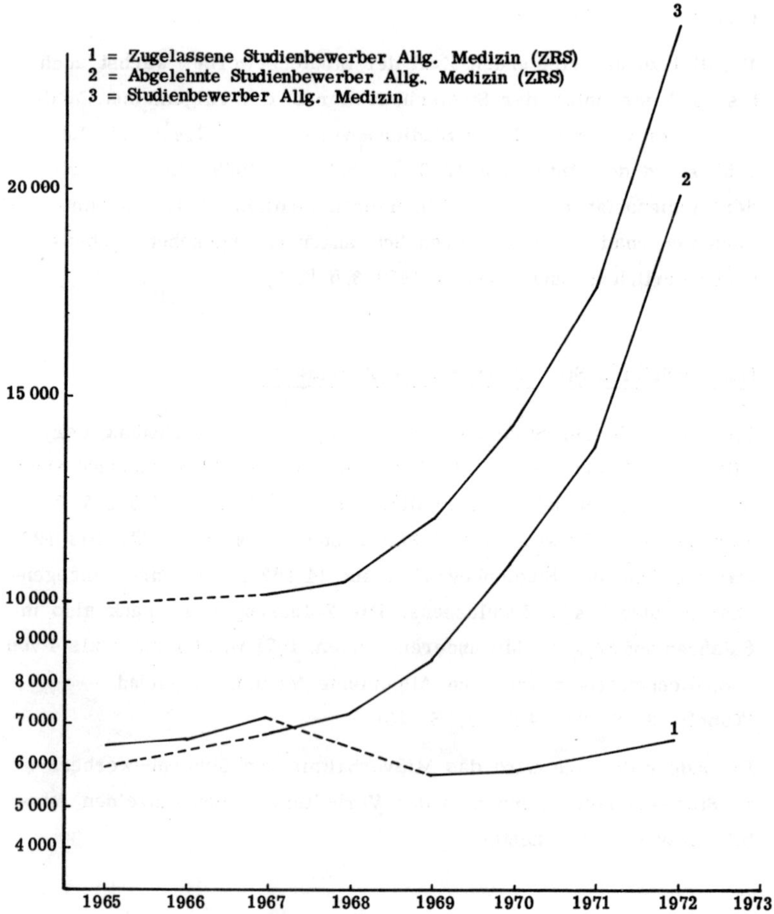

Quellen: Krähe und v. d. Bussche (49), WRK (126a), Stat. Jahrbuch der BRD (96)

Tab. 4: Verhältnis von Studienplätzen in der Allgemeinen Medizin zur Zahl der Bewerber je Hochschule

Ausbildungsstätte	Bewerber	Plätze
Aachen	1 125	63
Berlin	2 004	165
Bochum	1 261	45
Bonn	2 665	100
Düsseldorf	1 373	40
Erlangen	3 392	150
Frankfurt/M.	2 305	106
Freiburg	2 767	130
Gießen	1 957	106
Göttingen	2 588	80
Hamburg	1 408	34
Hannover	2 270	137
Heidelberg	2 905	160
Hohenheim	1 415	50
Kiel	1 964	78
Köln	2 833	150
Mainz	2 857	160
Marburg	1 702	60
München	2 854	185
Münster	2 506	164
Saarbrücken	2 036	157
Tübingen	2 735	148
Ulm	1 544	48
Würzburg	2 885	150

Quelle: Euromed, 20, 1969, S. 1281

(Die Angaben beziehen sich auf WS 69/70, Angabe der Studienplätze nach ZRS. Die Zahlen der Bewerber beziehen sich auf die Gesamtzahl der Nennungen, wobei es möglich ist, bei einer Bewerbung unter Angabe von Präferenzen mehrere Ausbildungsorte anzugeben).

Bei dem oben demonstrierten Mißverhältnis zwischen Studienbewerbern und Studienplätzen ist es nicht verwunderlich, daß viele Bewerber sich mehrfach bewerben. Die folgende Tabelle gibt eine Übersicht über die Anzahl der Wiederholungsanträge und ihre Zulassung in der Zeit von SS 1967 bis WS 1969/70:

Tab. 5: Zahl der Wiederholungsvorträge und Antragsteller

Anzahl der Wiederholungsanträge	Antragsteller		Zugeteilt		Quote
	Anzahl	%	Anzahl	%	
1	18 332	72,3	9 889	75,2	53,9
2	4 283	16,9	2 242	17,0	52,3
3	1 982	7,8	692	5,3	34,9
4	470	1,9	213	1,6	45,3
5	264	1,0	107	0,8	40,5
6	18	0,1	16	0,1	88,9
Gesamt:	25 349	100,0	13 159	100,0	51,9

Quelle: WRK, Stellungnahme ..., S. 37.

Die im Zeitraum eingereichten Wiederholungsanträge sind aufgegliedert nach der Anzahl der Wiederholungsanträge zu den Bewerbungsterminen. In den Spalten für die Anzahl und die relative Häufigkeit der zugeteilten Anträge wurden bei dem jeweiligen letzter Bewerbungstermin zugeteilten Anträge berücksichtigt. Die Quote gibt das Verhältnis der zugeteilten Anträge zur Zahl der Antragsteller an. Insgesamt wurden durch eine ein- bis sechsfache Wiederholungsbewerbung 51,9 % der Studienbewerber im Zeitraum zugelassen. Durch Wiederholungsbewerbungen im obigen Zeitraum erhöhte sich die Zulassungsquote pro Semester um durchschnittlich 15,8 % (126, 37).

Insgesamt ergibt sich, daß ca. 62 % der Bewerber nach insgesamt maximal 6 Wiederholungsanträgen einen Studienplatz in der Allgemeinen Medizin erhalten hatten. Da die Zahl derjenigen Studienbewerber, die mehr als sechs Wiederholungsanträge stellten, sehr gering ist, kann davon ausgegangen werden, daß für ca. 35 % aller Studienbewerber kein Studienplatz zur Verfügung steht (126, 37) +). Die Zahl der Bewerbungen hat inzwischen lawinenartig zugenommen, die Zahl der Studienplätze dagegen hat sich jedoch nur unwesentlich erhöht. Es muß daher davon ausgegangen werden, daß in der Folgezeit die Zahl derjenigen Studienbewerber, die endgültig keinen Studienplatz bekommen haben, gewachsen ist.

Auch A. v. Kügelgen und M. Pflanz kommen in ihren Untersuchungen zu ähnlichen Ergebnissen. A. v. Kügelgen stellte für das Jahr 1966 fest: "Etwa 4/5 aller Studienbewerber der Medizin könnten voraussichtlich spätestens nach einer Wartezeit von etwa 3 Semestern immatrikuliert sein; etwa 1/5 wird endgültig niemals als Mediziner zugelassen" (56, 2133). M. Pflanz ermittelte für den Zeitraum zwischen 1963 und 1967, daß 26,5 % der einstigen Medizinstudienbewerber inzwischen ein anderes Studienfach gewählt haben (76, 274).

Der Anteil der Medizinstudienanfänger an der Gesamtstudentenschaft ist zwischen 1952 und 1962 nur relativ schwach von 7,4 % auf 12,3 % gestiegen. Der weitaus größere Teil des Mehr an Studenten ist dabei auf den allgemeinen Anstieg der Studentenzahl (von 1952 - 1962 um 94 %) zurückzuführen und nicht auf eine gestiegene Attraktivität des Faches.

Hieraus kann geschlossen werden, daß trotz der Schwierigkeiten bei Abschätzung des Bedarfs an Studienplätzen, die medizinischen Fakultäten sich im Verlauf der fünfziger Jahre bei Kapazitätsüberlegungen nicht an erkennbaren Tendenzen orientiert haben.

+) Diese Berechnung bezieht sich auf die Zeitspanne von SS 1967 - WS 1969/70.

Numerus clausus in den 'Randfächern'

Der Vielzahl der abgelehnten Bewerber in der Allgemeinen Medizin wurde ab SS 1966 empfohlen, sich zunächst in einem naturwissenschaftlichen Fach zu immatrikulieren und sich in diesen Fächern zu qualifizieren. Über eine universitätsinterne Leistungsprüfung bestand die Möglichkeit, als Medizinstudent an der entsprechenden Hochschule immatrikuliert zu werden (s. 6.2., S. 196). Die naturwissenschaftlichen Leistungen konnten auf das naturwissenschaftliche Grundlagenstudium in der Allgemeinen Medizin angerechnet werden.

In der Folgezeit kam es zu einem erheblichen Andrang auf die naturwissenschaftlichen Fächer. Darüberhinaus entschloß sich ein großer Teil der ein- oder mehrmals abgelehnten Studienbewerber für ein solches Studium. In seiner Untersuchung über "Abgelehnte Bewerber zum Medizinstudium" stellt Pflanz (76) fest, daß von den einmal abgelehnten Studienbewerbern ca. 68 % ihr Studium in einem naturwissenschaftlichen bzw. Zahn- oder Veterinärmedizinischen Fach begonnen hatten (76,274). Insgesamt hatten 26,5 % der abgelehnten Studienbewerber ein anderes Studienfach gewählt, davon 29,5 % der abgelehnten Bewerber endgültig ein naturwissenschaftliches, zahn- oder veterinärmedizinisches Fach.

Genaueres Zahlenmaterial über die Anzahl der Studienbewerber, die so endgültig ein naturwissenschaftliches Fach studieren, sind - soweit bekannt - nicht verfügbar, jedoch läßt sich als ein Indiz hierfür die Differenz der Studienanfänger in der Allgemeinen Medizin in der Statistik des Statistischen Bundesamtes und der Zentralen Registrierstelle anführen (s. S. 27). Die Abb. 3 zeigt, daß in den Jahren zwischen 1965 und 1969 jährlich zwischen 1 000 und 1 500 Studienanfänger im Fach Allgemeine Medizin immatrikuliert wurden, die zuvor ein anderes Fach studiert hatten. Nimmt man den von Pflanz angegebenen (s. S. 31) Anteil derer, die zuvor Naturwissenschaften studiert hatten, so heißt das, daß ca. 700 - 1 000 Studienanfänger der Allgemeinen Medizin pro Jahr zuvor ein naturwissenschaftliches Fach studiert hatten.

Abb. 3:

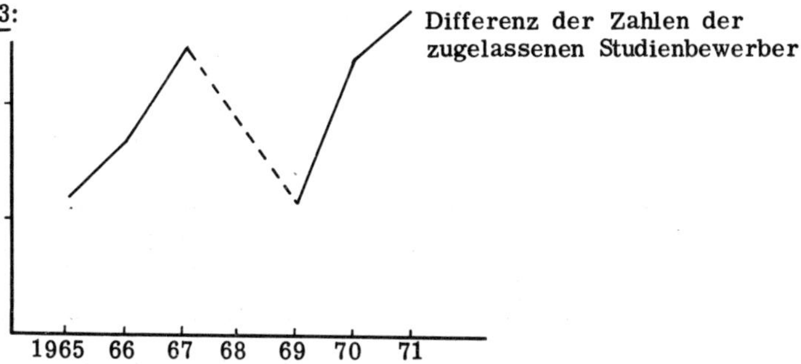

Quellen: Krähe und v. d. Bussche (49), WRK (126a), Stat. Jahrbuch der BRD (96)

Diese Zahl dürfte, bezogen auf die Hochschulrealität, wesentlich zu niedrig gegriffen sein. Geht man ebenfalls nach Pflanz (76) davon aus, daß ca. 26,5 % der Studienbewerber ein anderes Studienfach nach der Ablehnung für die Allgemeine Medizin wählen und davon wiederum 29,5 % sich für ein naturwissenschaftliches Studium (incl. Zahn-, Veterinärmedizin, Pharmazie) entscheiden, so heißt dies bei einer durchschnittlichen Bewerberzahl von ca. 11 000 Abgelehnten im Durchschnitt der letzten fünf Jahre, daß pro Jahr ca. weitere 1 000 abgelehnte Medizinstudentenbewerber ein naturwissenschaftliches Studium aufnehmen. Zusammen mit den 700 - 1 000 Studienbewerbern pro Jahr, die vorübergehend Naturwissenschaften studieren, ergibt sich ein Mehrbedarf von ca. 1 700 - 2 000 Studienplätzen in den naturwissenschaftlichen Fächern durch abgelehnte Studienbewerber in der Allgemeinen Medizin.

Wie die Allgemeine Medizin nahmen auch die naturwissenschaftlichen Fächer an der explosionsartigen Entwicklung durch die allgemeine Zunahme der Studentenzahlen teil. So nahm die Anzahl der an den wissenschaftlichen Hochschulen der BRD Studierenden zwischen dem WS 52/53 und dem WS 69/70 um 251 % zu, die Anzahl der an den Mathematisch-naturwissenschaftlichen Fakultäten Studierenden im gleichen Zeitraum jedoch um 321 % (130,56).

Tab. 6: Numerus clausus in naturwissenschaftlichen Fächern

Fach	Zulassungsbeschränkung im								
	SS 68	von insg.	%	WS 69/70	von insg.	%	SS 72	von insg.	%
Biologie	3	28	11	19	28	68	29	29	100
Pharmazie	16	18	89	18	18	100	19	19	100
Chemie	9	34	27	18	34	53	19	34	56

Quelle: Numerus clausus, (Hrsg.) Arbeitsgruppe Hochschulstudium am PZ Berlin
WHK: Übersicht über die Zulassungsbeschränkungen ... SS 72

Von den im SS 68 bestehenden Zulassungsbeschränkungen in den aufgeführten Fächern, waren erstmals eingerichtet:

Tab. 7: Zeitraum der Einführung des Numerus clausus in den Fächern

	vor 1950	1950 - 60	1961 - 68	insg.
Biologie	0	0	1	1
Pharmazie	6	1	1	8
Chemie	5	0	1	6

Quelle: Numerus clausus, (Hrsg.) Arbeitsgruppe Hochschulstudien am PZ Berlin

Die beiden oben gezeigten Tabellen, 6 und 7, machen deutlich, wie der Numerus clausus in den genannten Fächern schlagartig ab SS 1968 an den naturwissenschaftlichen Fakultäten eingeführt wurde.

Diese Einführung läuft - mit einer adaequaten Verschiebung - parallel zur Einführung des 'Zweiten Zulassungsweges' in der Allgemeinen Medizin (s. 6.2., S. 196) und läßt die Vermutung begründet erscheinen, daß zwischen beiden Ereignissen ein Zusammenhang besteht.

2.3. Die Entwicklung der Aufnahmekapazitäten an den medizinischen Fakultäten

Entwicklung der Studentenzahlen

Im WS 50/51 standen für insgesamt 16 004 Medizinstudenten an den medizinischen Ausbildungsstätten in der BRD 19 Ausbildungsstätten zur Verfügung. Trotz eines Anstiegs auf 29.469 Studenten änderte sich die Zahl der Ausbildungsstätten bis 1961 nicht. Zwischen 1961 und WS 1971/72 wurden insgesamt 10 neue Ausbildungsstätten für Medizinstudenten erstellt. Die Tabelle 8 zeigt diese Entwicklung und gibt einen Vergleich mit der Zeit vor dem Ersten und dem Zweiten Weltkrieg, sowie einen Vergleich der Anzahl der Medizinstudenten pro vorhandener Ausbildungsstätte.

Vergleicht man die Zahlen der Studienanfänger insgesamt mit denen im Fach Allgemeine Medizin, so zeigen sich zwei unterschiedliche Tendenzen (s. Abb. 4). Die Zahl der Studienanfänger insgesamt steigt, mit einer kurzen Unterbrechung zwischen 1963 und 1965, die im wesentlichen auf geburtenschwache Jahrgänge zurückzuführen ist, seit 1957 kontinuierlich an, wobei sich die Zuwachsrate seit 1965 beträchtlich erhöht hat (Steigerungsrate 1957-1964 um 25 %, 1965 - 1969 um 109 %). Das Maximum ist dabei bis 1969 offensichtlich noch nicht erreicht. Die Kurve für die Studienanfänger in der Allgemeinen

Tab. 8: Zahl der Medizinstudenten und Zahl der Ausbildungsstätten

Jahr	Zahl d. Ausbildg.-stätten	Med. Stud. insgesamt	Med. Stud. je Ausbildg.-stätte
1913/14	21	16 552	790
1932/33	24	30 820	1 280
1950/51	18(1)$^{+}$	16 004	840
1960/61	18(1)$^{+}$	29 469	1 550
1966/67	20(4)$^{+}$(1)$^{++}$	39 052	1 560
1971/72	24(4)$^{+}$(1)$^{++}$	37 380	1 305

\+ nur klinische Ausbildung

++ nur vorklinische Ausbildung

Quelle: WR, Empfehlungen des WR zur Struktur ..., S. 199
WR, Stellungnahme ..., S. 6.

Medizin dagegen weist für 1962 ein deutliches Maximum auf. Von 1962 bis 1969 sinkt die Kurve dann ständig ab. Sowohl nach den Angaben der ZRS als auch nach denen des Statistischen Bundesamtes wird 1969 das Minimum erreicht, zwischen 1969 und 1971 steigen die Zahlen der Studienanfänger in der Allgemeinen Medizin wieder leicht an.

Folgt man der Typologie von Krähe und v. d. Bussche (49, 8), so lassen sich zwei Gruppen von Fakultäten bei der Betrachtung der Aufnahmekapazitäten bilden. Die eine Gruppe zeigt einen steilen Anstieg und ein ebenso steiles Sinken der Aufnahmekapazitäten, während der Verlauf in der anderen wesentlich gleichmäßiger ist.

Abb. 4:

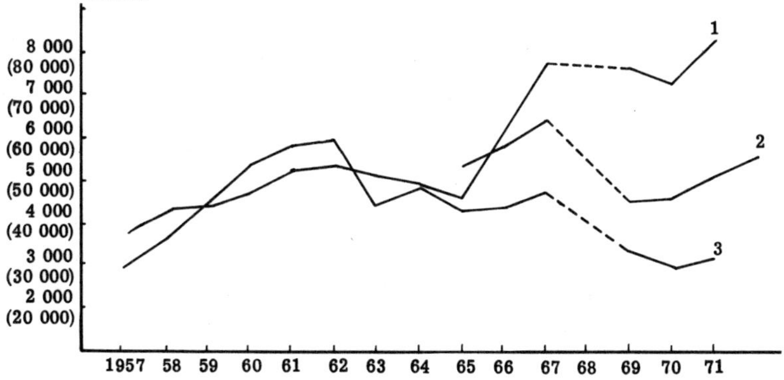

1 Studienanfänger insg. 2 Studienanfänger Allg. Medizin (ZRS)
3 Studienanfänger Allg. Medizin (SBA)

Quellen: H. Krähe und R. v. d. Bussche: Numerus clausus in der Medizin
Stat. Bundesamt (Hrsg.): Stat. Jahrbuch für die BRD 1959-1973
WRK: Informationshefte der ZRS

Fast alle medizinischen Ausbildungseinrichtungen haben die höchste Aufnahmekapazität in den Jahren 1961 und 1962 (Ausnahme: Berlin, Marburg und München). Fast an allen Ausbildungsstätten sinkt in der Folgezeit die Aufnahmekapazität bis 1969/70 ab (Ausnahmen: Heidelberg und Saarbrücken 1967/68 und Köln 1965), ohne daß hierfür aus der Sicht der Hochschulen ein plausibler Grund genannt werden könnte.

Ab 1969 ergibt sich bei den meisten medizinischen Fakultäten eine Stabilisierung der Zulassungszahlen mit zum Teil leicht aufsteigenden Tendenzen. Dies dürfte im wesentlichen darauf zurückzuführen sein, daß im Rahmen der wachsenden öffentlichen Kritik an der Zulassungspraxis der einzelnen medizinischen Fakultäten einerseits, und unter dem Druck der Rechtsprechung andererseits, partiell Aufnahmekapazitätenuntersuchungen angestellt wurden.

Der leichte Aufwärtstrend in den Zulassungszahlen insgesamt seit 1970 geht im wesentlichen auf die Ausbildungskapazität der seit 1962 neu geschaffenen medizinischen Ausbildungseinrichtungen zurück. Die Tabellen 9 und 10 und die Abbildung 6 zeigen, daß die Ausbildungskapazität derjenigen medizinischen Ausbildungseinrichtungen, die bereits 1962 bestanden, bis 1972 weiterhin kontinuierlich zurückgeht.

Insgesamt zeigen die neu gegründeten medizinischen Ausbildungsstätten in ihren Ausbildungskapazitätskurven einen wesentlich gleichmäßigen, in der Regel leicht steigenden, Verlauf. Auftretende Diskrepanzen zwischen den Studienanfängern nach der Statistik des Statistischen Bundesamtes und der ZRS sind sehr gering.

Tab. 9: Studienanfänger an den medizinischen Ausbildungsstätten

Universität	1962	1965		1972	
	(SBA)	(SBA)	(ZRS)	(ZRS)	(SBA)
Aachen	-	-		116	
Berlin	444	406	400	440	
Bochum	-	-		180	
Bonn	360	245	325	244	
Düsseldorf	-	-		228	
Erlangen	480	236	315	209	
Frankfurt	372	338	337	324	
Freiburg	467	325	365	323	
Gießen	110	116	125	118	
Göttingen	140	99	162	198	
Hamburg	178	113	340	263	
Hannover	-	41	41	137	
Heidelberg	637	191	266	250	
Hohenheim	-	92	100	137	
Kiel	186	151	180	216	
Köln	398	207	234	314	
Mainz	347	238	302	240	
Marburg	242	184	256	203	
München	241	344	436	593	
Münster	521	308	400	204	
Regensburg	-	-		63	
Saarbrücken	144	126	166	151	
Tübingen	208	239	263	212	
Ulm	-	-		137	
Würzburg	325	221	290	304	
Insgesamt:	5 900	4 215	5 308	5 507	

Quelle: WRK, Stellungnahme ...

WRK, Informationshefte der ZRS SS 72 und WS 72/73
WS 71/72

Tab. 10: Ausbildungskapazität der medizinischen Ausbildungseinrichtungen

Universitäten	1962	1965		1972
	SBA	SBA	ZRS	ZRS
1. Universitäten mit Ausbildung 1962 (18)	5 900	4 082	5 169	4 609
2. Universitäten mit Ausbildungsbeginn zwischen 1962 und 1965 (2)	-	133	141	247
3. Universitäten mit Ausbildungsbeginn zwischen 1965 und 1972 (5)	-	-	-	724
1. u. 2. u. 3. insg.	5 900	4 215	5 308	5 507
2. u. 3. insg.	-	133	141	998

Quelle: WRK, Stellungnahme ...
WRK, Informationshefte der ZRS WS 1971/72, SS 1972, WS 1972/73

Abb. 5: Ausbidlungskapazität der Hochschulen nach dem Zeitpunkt der Inbetriebnahme (s. Tab. 10)

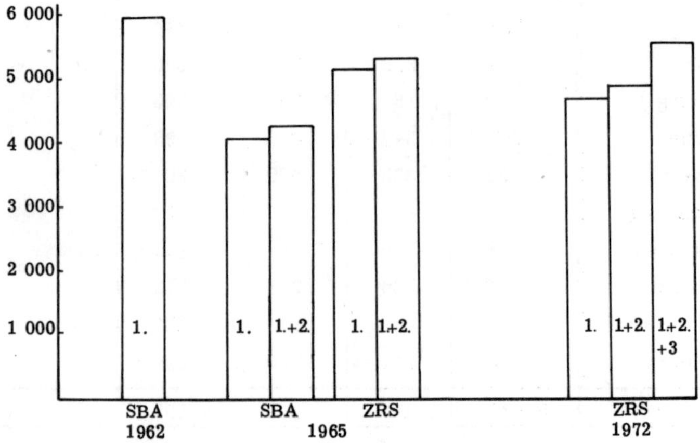

Quelle: Siehe Tabelle 10 oben

Entwicklung des Personalstandes

Eine ständige Verringerung der Studentenzahlen in der Allgemeinen Medizin wäre einerseits denkbar, wenn das wissenschaftliche Personal an den medizinischen Ausbildungsstätten verringert oder wenn zur Ausbildung derselben Anzahl von Medizinstudenten durch Studienreformmaßnahmen etc. mehr Lehrpersonal benötigt würde.

Tab. 11: Stellen für Personal der Hochschulen insgesamt und für Personal der Humanmedizin 1960, 1965 und 1970

Personal der Hochschulen		davon							
		Personal der Humanmedizin						Personal d. übrig. Fächergr.	
Jahr	insg.	ohne Klin.		Kliniken		Zusam.			
		Anzahl	%	Anzahl	%	Anzahl	%	Anzahl	%
60	20.420	1.374	6,7	4.200	20,6	5.574	27,3	14.846	72,7
65	37.936	2.287	6,0	6.474	17,1	8.761	23,1	29.175	76,9
70	54.132	3.691	6,8	8.534	15,8	12.225	22,6	41.907	77,4
				Wissenschaftliches Personal					
60	34.792	2.140	6,2	20.627	59,3	22.767	65,4	12.025	34,6
65	62.594	3.217	5,1	30.064	48,0	33.281	53,2	29.313	46,8
70	89.835	6.232	6,9	44.570	49,6	50.802	56,5	39.033	43,4
				Übriges Personal					
60	55.212	3.514	6,4	24.827	45,0	28.341	51,3	26.871	48,7
65	100530	5.504	5,5	36.538	36,3	42.042	41,8	58.488	58,2
70	143967	9.923	6,9	53.104	39,9	63.027	43,8	80.940	56,2
				Wissenschaftliches und übriges Personal					

Quelle: WR, Stellungnahme an das Bundesverfassungsgericht, S. 34.

Wie aus der Tabelle 11 ersichtlich, sind im medizinischen Bereich der westdeutschen Ausbildungsstätten ca. 1/4 aller Wissenschaftler beschäftigt. Mehr als die Hälfte des 'übrigen Personals' arbeiten im Bereich der Allgemeinen Medizin. Der Anteil des medizinischen, wissenschaftlichen und übrigen Personals am Gesamtpersonal der westdeutschen Hochschulen nahm zwischen 1960 und 1970 zwar um 7,5 % ab. Allerdings dürfte diese Abnahme nicht auf eine Abnahme der realen Ausbildungskapazitäten hindeuten, sondern eher darauf, daß der Aufbau anderer Hochschuleinrichtungen nach 1960 schneller vorangetrieben worden ist.

Tab. 12: Wachstum des Personalbestandes in der Allgemeinen Medizin in %

	Personal in der Allgemeinen Medizin			
	Wissenschaftl. Personal		übriges Personal	
Jahr	Kliniken	ohne Kliniken	Kliniken	ohne Kliniken
1960	100	100	100	100
1965	154	167	146	150
1970	203	269	216	291
insg.:	103	169	116	191

Quelle: nach WR, Stellungnahme an das BVG, S. 34.

Insgesamt gesehen hat sich das Personal an den medizinischen Ausbildungsstätten in allen Bereichen mehr als verdoppelt. Der größere Zuwachs hierbei ist in den vorklinischen Fachrichtungen festzustellen. Hier nahm das wissenschaftliche Personal um 169 %, das 'übrige Personal' sogar um 191 % zu. Der Zuwachs in den klinischen Bereichen insgesamt ist etwas geringer.

Abb. 6:

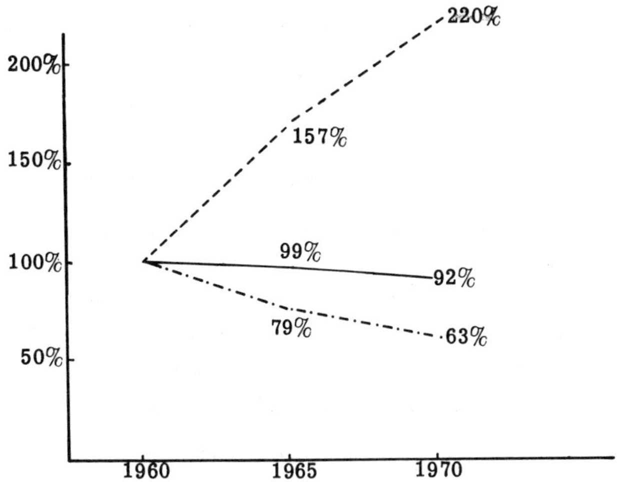

---- Wissen. Personal in der Allg. Med. (Tab. 6)
—— Studienanfänger (Tab. 1) ZRS
-·-·-· Studienanfänger (Tab. 1) SBA

Quellen: Tabelle 1 und Tabelle 7
Numerus clausus, Hrsg. Arbeitsgruppe Hochschulstudien am PZ Berlin
Wissenschaftsrat: Empfehlungen des Wissenschaftsrats zur Struktur und zum Ausbau der medizinischen Forschungs- und Ausbildungsstätten, 1968, S. 248-249

Die Abbildung 8 zeigt deutlich das Mißverhältnis zwischen dem stetigen Wachstum des wissenschaftlichen Personals von 1960-70 auf der einen Seite und dem ebenso deutlichen Absinken der Studienanfänger in der Allgemeinen Medizin auf der anderen Seite. Die sinkenden Studentenzahlen nach 1962 sind also nicht mit fehlendem Personal zu begründen.

Der damalige Bundesminister für Wissenschaft und Forschung Leussink gab in einer Bundestagsdebatte zum Numerus clausus am 21.1.1970 eine Erklärung für dieses Mißverhältnis der Zuwachsrate ab:

"Würden Sie denn die Zustände von 1960... sowohl in der Lehre als auch in der Forschung perpetuieren wollen? Die medizinischen Forschungen waren doch einfach ... so weit hinter dem Weltmaßstab, daß man dazu zunächst einmal sehr viel tun mußte" (71, 81).

Allein, wenn auch der Personalzuwachs wesentlich der Forschung zugute gekommen sein sollte, so ist doch auch jeder Hochschullehrer zur Vertretung seines Fachs in der Lehre verpflichtet. Die Abnahme der Studienanfängerzahlen ist hierdurch nicht zu erklären.

Die Zahl der Studenten in der Allgemeinen Medizin bezogen auf die Stellen für wissenschaftliches Personal ist von 5,3 im Jahre 1960 auf 3,1 im Jahre 1970 zurückgegangen. Im Vergleich dazu kamen 1969 auf eine Hochschullehrerstelle an der Philosophischen Fakultät 15,6, bei den Elektrotechnikern 14,6 und an der Wirtschafts- und Sozialwissenschaftlichen Fakultät sogar 26,3 Studenten (71, 81).

Nach den Empfehlungen des Wissenschaftsrates (128) ist eine Relation von 1:2,7 notwendig, um die Neuordnung des Studiums der Allgemeinen Medizin, wie sie durch die Approbationsordnung intendiert ist, zu verwirklichen.

Eine Reform des Medizinstudiums, die die traditionelle Hauptvorlesung zunehmend zugunsten des Unterrichts in kleinen Gruppen ersetzen sollte, wurde in der BRD jedoch frühestens seit 1966 ernsthaft diskutiert (vgl. S. 196). Praktisch wurden diesen Maßnahmen erst zu Beginn der siebziger Jahre im größeren Stil in Angriff genommen. Da der Abfall der Studienanfängerzahlen bereits 1963 einsetzt, die Höhe der Studienanfänger sich gerade zu Beginn der siebziger Jahre stabilisiert, kann nicht davon ausgegangen werden, daß Studienreformmaßnahmen im oben beschriebenen Sinne zur Reduzierung der Ausbildungskapazität merklich beigetragen haben.

Die Entwicklung der fortdauernden Ausgaben sowie der Investitionsausgaben

Das verfügbare statistische Material über die fortdauernden Investitionsausgaben ist sehr lückenhaft. So liegen Angaben über fortdauernde Ausgaben der Humanmedizin in den Haushaltsplänen und in der Finanzstatistik nicht vor.

In diesen sind lediglich die Ausgaben der Hochschulkliniken gesondert ausgewiesen.

1950 wurden in der BRD 2,3 % des Bruttosozialprodukts (BSP) für Bildung und Wissenschaften insgesamt ausgegeben, 2,0 % des BSP speziell für Schulen und Hochschulen. Diese Ausgaben stiegen bis 1969 auf 4,3 % des Bruttosozialprodukts an. Von den Ausgaben für Schulen und Hochschulen entfielen 1950 84,9 % auf die Schulen, die Hochschulen erhielten nur einen Anteil von 15,1 %. Bis 1969 sank der Ausgabenanteil der Schulen am Anteil des Bruttosozialprodukts auf 71 % ab. Der Anteil der Hochschulen belief sich auf 29 %. Wurden 1950 nur 299 Mill.DM für Hochschulen ausgegeben, so war dieser Betrag bis 1960 auf 1 245 Mill.DM gestiegen (Steigerungsrate 318 %), bis 1969 wuchs dieser Betrag nochmals auf 5 782 Mill.DM (Steigerungsrate 364 %). Damit wird die steigende Bedeutung des Hochschulbereichs für die staatliche Bildungspolitik deutlich.

Die Tabelle 13 zeigt zum einen, daß sich der Zuschußbedarf der Hochschulen ohne die Kliniken zwischen 1959 und 1968 um 224 % erhöht hatte, und 1968 ca. 90 % der Haushalte ausmachte, daß sich der Zuschußbedarf der Kliniken um 242 % erhöht hatte und 1968 insgesamt ca. 40 % der Klinikhaushalte ausmachte. Der Anteil der Klinikhaushalte an den Gesamthochschulhaushalten sank von 31 % im Jahre 1959 auf 29 % im Jahre 1968. In einer gesonderten Untersuchung (98) hat das Statistische Bundesamt für 1967 festgestellt, daß ca. 39,4 % der Ausgaben für fortdauernde Aufgaben aus dem Gesamthochschulbereich, dem Bereich der Humanmedizin insgesamt zuzuschreiben sind.

Aber nicht nur die fortdauernden Aufgaben der Hochschulen wurden in ständig steigendem Maße von Bund und Ländern bestritten, auch für den Hochschulausbau im Bereich der Medizin wurden erhebliche

Tab. 13: zeigt den Anteil der Hochschulkliniken an den einzelnen Hochschulgesamtetats.

Jahr	Hochschulen o. Kliniken Zuschußbedarf für fortdauernde Ausgaben		Hochschulklin. Zuschußbedarf fortd. Ausgaben		in % des Gesamthochschulbedarfs
	abs.	in % der Gesamtverw.-Zwecke	abs.	in % der Gesamtverw.-Zweckausg.	
1959	583	81,8	120	37,5	31
1960	526	82,2	111	39,4	30,6
1961	801	83,9	164	40,2	30,0
1962	960	84,1	193	41,3	29
1963	1 041	84,6	235	44,2	30,2
1964	1 241	85,7	260	43,5	29,2
1965	1 542	87,5	312	45,0	30,9
1966	1 789	88,4	329	42,7	27,7
1967	1 974	89,2	380	41,3	29,4
1968	2 240	89,9	414	40,0	29,4

Quelle: WR, Stellungnahme an das BVG, S. 35.

Mittel aufgewendet. Zwischen 1948 und 1967 wurden insgesamt für den Ausbau der wissenschaftlichen Hochschulen 6.866 Mrd. DM ausgegeben, davon wurden allein für die Humanmedizin 2.577 Mrd. DM verwandt, dies entspricht einem Anteil an den Gesamt-Investitionsausgaben von 37,5 % (131,10).

Während sich die Zahl der Medizinstudenten zwischen 1952 und 1962 fast verdoppelte, wurden dennoch keine wesentlichen Maßnahmen getroffen, um die Ausbildungskapazität der medizinischen Ausbildungseinrichtungen zu vergrößern. Daraus kann gefolgert werden, daß weder die stattlichen, noch die zuständigen universitären Instanzen sich in dieser Zeit mit Bedarfsplanung beschäftigt haben. So war der Numerus clausus für die Hochschulen eine letzte Möglichkeit, diese Versäumnisse zu verschleiern und den Folgen zu entgehen.

Nach 1963 setzte jedoch eine intensive Ausweitung der personellen, wie der sachlichen Mittel der Universitäten ein. Allerdings hatte diese Ausweitung keinen Einfluß auf die Aufnahmekapazitäten der medizinischen Ausbildungsstätten; ein Indiz dafür, daß auch noch in dieser Zeit die Entscheidung über Numerus clausus und Zulassungsquote weniger nach Kapazitätsberechnungen, als nach anderen, nicht im Bereich der personellen und materiellen Ausstattung der Hochschulen liegenden Kriterien, gefällt wurde.

Bis 1970 sinkt die Zahl der neuimmatrikulierten Medizinstudenten weiter, die Schere zwischen Bewerbungen zum Medizinstudium und Zulassungen vergrößert sich ständig. Ca. ein Drittel aller Bewerber zum Studium der Allgemeinen Medizin hat aufgrund der Ausbildungskapazität der Hochschulen und der Quantität der Bewerbungen nie eine Chance, das Studium der Allgemeinen Medizin aufzunehmen. Erst ab 1970 stellt sich eine gewisse Stabilisierung der Zulassungszahlen ein. Dabei geht dieser Stabilisierungseffekt weniger auf das Studienplatzangebot der bereits arbeitenden Hochschulen im allgemeinen zurück, sondern im wesentlichen auf das zusätzliche Platzangebot neu eingerichteter Hochschulen, sowie auf die sich stabilisierenden Zulassungszahlen einiger Fakultäten, die aufgrund der Vielzahl verlorener Verwaltungsgerichtsprozesse auf der einen Seite und dem zunehmenden Druck der öffentlichen Meinung auf der anderen Seite mit Ausbildungskapazitätsberechnungen beginnen.

Auch durch Maßnahmen der Studienreform ist der ständige Abfall der Zulassungszahlen nicht zu erklären, da die Diskussion hierüber erst etwa 1967 beginnt und sich in größerem Rahmen erst mit der in der Approbationsordnung von 1970 vorgesehenen Unterrichtsgestaltung der klinischen Ausbildung in 'Kleinen

Gruppen' niederschlägt.

Kann man noch davon ausgehen, daß die Hochschulen der Einführung des Numerus clausus zu Beginn der sechziger Jahre keinen wesentlichen Widerstand entgegengesetzt haben, weil er auch ihren Interessen entgegenkam, so ist die Rigidität des Numerus clausus und das beständige Absinken der Zulassungsquote bis 1970 aus den Interessen der Hochschulen allein nicht mehr erklärbar.

2.4. Gründe für die Einführung des Numerus clausus in der Allgemeinen Medizin aus der Sicht der Hochschulen

Wie oben bereits dargestellt wurde, ist die Rigidität der Ein- und Durchführung des Numerus clausus in der Allgemeinen Medizin kaum durch Mangel im Bereich der sachlichen wie personellen Ausstattung der medizinischen Ausbildungseinrichtungen zu begründen. Auf den folgenden Seiten soll daher die Frage untersucht werden, ob, und wenn ja, welche Interessen die Hochschulen an der Einführung des Numerus clausus und an seiner rigiden Handhabung gehabt haben.

Das Renommee des Studienfachs und der Hochschulen

Die Analyse der Aufnahmekapazitäten an den einzelnen Ausbildungsstätten hat verdeutlicht, daß die medizinischen Ausbildungsstätten bei der Einführung des Numerus clausus nicht von intensiven Erhebungen der Aufnahmekapazitäten ausgegangen sein können. Untersucht man die Ursachen, die von den medizinischen Ausbildungseinrichtungen her zur Einführung des Numerus clausus geführt haben können, so muß man das Konkurrenzverhältnis der Ausbildungsstätten untereinander, soweit es die Attraktivität und Beliebtheit bei den Studenten betrifft, berücksichtigen.
In der Phase der Ausbreitung des Numerus clausus auf eine

Vielzahl von Studienfächern, galt es für die Hochschulen und Fächer z.T. als ein Zeichen besonderer Güte, wenn der Andrang zum Studium an der betreffenden Hochschule so groß war, daß der Numerus clausus eingeführt werden mußte. So ist dem Verfasser das Beispiel bekannt, daß ein Fach (es handelt sich hier um kein medizinisches Studienfach) bei einer durchschnittlichen Studienanfängerzahl von weniger als 10 pro Semester einen Numerus clausus mit Beschränkung auf 40 Studienplätze einführen wollte, mit der einzigen Begründung, daß an anderen westdeutschen Fakultäten für das betreffende Fach ebenfalls der Numerus clausus eingeführt worden sei (79). Die Frage, ob dieses Moment auch bei der Einführung des Numerus clausus in der Medizin eine Rolle gespielt hat, kann nicht abschließend geklärt werden. Es spricht allerdings einiges dafür, daß zumindest der Zeitpunkt der Einführung des Numerus clausus von solchen Überlegungen mit beeinflußt worden ist.

Die Hörergeldpauschale +)

Das Landesbesoldungsgesetz (LBesG) vom 2.4.1958 regelte die Gewährung und die Höhe eines Unterrichtsgeldes an die wissenschaftlichen Mitarbeiter der Hochschulen (57,327). Dabei wird für außerplanmäßige Hochschullehrer, Lektoren, Oberassistenten und Assistenten eine, nicht näher definierte, Beteiligung an den Unterrichtsgebühren vorgesehen. Außerordentliche und ordentliche Hochschullehrer sollten einen Anteil am Unterrichtsgeld zwischen 1.500,- DM und 10.000,- DM jährlich erhalten. In den Richtlinien (89) des Senators für Volksbildung wird der Modus der Verteilung festgelegt. Global wird bestimmt, daß die ordentlichen und außerordentlichen

+) In diesem Kapitel wird die Regelung für das Land West-Berlin exemplarisch abgehandelt, Es wird dabei davon ausgegangen, daß die entsprechenden Regelungen in den übrigen Bundesländern sich im materiellen Gehalt nur wenig von denen in West-Berlin unterscheiden.

Professoren, die Privatdozenten und die Lektoren einen Anteil an den Unterrichtsgebühren in Höhe von 80 % des Sollaufkommens des Unterrichtsgeldes erhalten. Die Hochschullehrer können die Wissenschaftlichen Assistenten an diesem Unterrichtsgeld beteiligen. Oberassistenten erhalten für ihre Mitwirkung bei Unterrichtsveranstaltungen, soweit sie im Vorlesungsverzeichnis angekündigt sind (!!), einen Unterrichtsgeldanteil in Höhe von 40 % des Sollaufkommens für diese Lehrveranstaltung, höchstens aber insgesamt 1.500,- DM.

Darüberhinaus erhalten außerordentliche und ordentliche Professoren in den Richtlinien (89) eine Unterrichtsgeldgarantie. Diese liegt zwischen 1.500,- DM jährlich. Diese Garantie ist unabhängig vom Sollaufkommen in der jeweiligen Unterrichtsveranstaltung.

Die Höhe der Garantie in dem oben genannten Bereich ist abhängig von den jeweiligen Verhandlungen zwischen dem Hochschullehrer und der Universitätsadministration. "Darüberhinaus können zur Gewinnung oder Erhaltung hervorragender Lehrkräfte Einnahmen an Unterrichtsgebühren bis zu 10.000,- DM jährlich zugesichert werden" (89,168). Auch hier war das Verhandlungsgeschick des Hochschullehrers im wesentlichen dafür verantwortlich, ob zur Erhaltung der hervorragenden Lehrkraft höhere Unterrichtsgeldgarantien gewährt wurden. Insgesamt kam es im wesentlichen für die Hochschullehrer darauf an, möglichst viele Studenten in ihre Veranstaltungen zu ziehen, um so ihre Bezüge zu erhöhen. Nicht zuletzt deshalb war es auch das Privileg des Ordinarius in der Allgemeinen Medizin, die Hauptvorlesung selbst abzuhalten. Mit dem "Gesetz zur Neugliederung der Besoldung der Hochschullehrer" vom 25.3.1966 (32) wird die Besoldung der Hochschullehrer nach "Kopfgeld" beseitigt. In dem Gesetz heißt es (32,586): "An wissenschaftlichen Hochschulen erhalten Hochschullehrer und sonstige Lehrkräfte, die als solche Beamte sind, Akademische Oberräte und Oberassistenten nach Maßgabe des Landesbesoldungsgesetzes eine Unterrichtsgeldpauschale". Der Anteil an den Unterrichtsgebühren war dadurch abgelöst durch eine Unterrichtsgeldpauschale. Die Unterrichtsgeldpauschale wurde für Professoren auf mindestens 3.000,- DM jährlich festgesetzt, sie durfte 18.000,- DM jährlich nicht überschreiten. Der Senat von Berlin behielt sich hier insofern ein gewisses Kontrollrecht vor, als er, vertreten durch den Senator für Wissenschaft und Kunst, Unterrichtspauschalen über 12.000,- DM jährlich genehmigen mußte. Die Festsetzung der jeweiligen Höhe der Unterrichtspauschale war unabhängig von der Zahl der Studenten, die der Hochschullehrer zu betreuen hatte und richtete sich ausschließlich nach dem Verhandlungsgeschick des betreffenden Professors. Wichtiger Grund zur Erhöhung der Unterrichtspauschale war dabei das Vorliegen eines Rufes an eine andere Hochschule. Ein in solcherweise gesteigerter 'Marktwert' eines Hochschullehrers wurde in der Regel mit einer Erhöhung der Unterrichtspauschale (u. a.) beantwortet. Dies führte vielerorts zu der Praxis des 'bestellten' Rufes an eine andere Hochschule. Dieser Ruf hatte den ausschließlichen Zweck, das Einkommen des Hochschullehrers an der Hochschule, an der er zur Zeit arbeitete, auszubauen. Dieses Gesetz, am 7. April 1966 im Gesetz- und Verordnungsblatt für Berlin veröffentlicht, trat rückwirkend zum 1. Oktober 1965, also zu Beginn des WS 1965/66, in Kraft.

Wichtig ist zusammenfassend für unsere Betrachtung, daß vor der Einführung des Numerus clausus in der Allgemeinen Medizin die Hochschullehrer ihre Bezüge um bis zu 8.500,- DM jährlich dadurch erhöhen konnten, daß sie möglichst viele Studenten in ihre Veranstaltungen zogen. Da der Besuch von Unterrichtsveranstaltungen in der Allgemeinen Medizin wesentlich bestimmt war durch die Pflichtveranstaltungen, wie sie in der Bestallungsordnung festgelegt waren (11), hatten die Hochschullehrer ein Interesse an möglichst vielen Studenten und damit auch an möglichst vielen Studienanfängern im Studienfach.

Mit der Einführung des Numerus clausus drohte für die Hochschullehrer die Gefahr des Einkommensverlustes. Daher wurde mit dem oben beschriebenen Neuregelungsgesetz (32) Abhilfe geschaffen. Zunächst wurde eine Pauschale garantiert, die Mindestpauschale wurde um 100 % gegenüber der zuvor vorhandenen Unterrichtsgeldgarantie angehoben. Die Höchstgarantie von 10.000,- DM auf 18.000,- DM, also um 80 %, angehoben. Darüberhinaus wurde der Modus der Gewährung dieser Pauschale völlig von den jeweiligen Studentenzahlen, die der betreffende Hochschullehrer zu betreuen hatte, gelöst.

Ein Hochschullehrer konnte daher bei kleineren Studentenzahlen in seinen Veranstaltungen, also bei in der Regel weniger Arbeit, mehr Unterrichtsgeld kassieren als zuvor. Das Interesse der Hochschullehrer an großen Studienanfängerzahlen erlosch damit. Im Studienjahr 1962/63 erreichten die Zulassungszahlen an der FU Berlin in der Allgemeinen Medizin ihren Höhepunkt (s. Anlage). Die Änderung erfolgte erst im April 1966. Diese Verzögerung spricht dafür, daß der Anstoß zur Einführung des Numerus clausus nicht ausschließlich von den Hochschulen her erfolgt ist. Bei der damals unumschränkten Macht der Hochschullehrer in den Selbstverwaltungsorganen der Universität und bei ihrem großen Einfluß auf die zuständigen staatlichen Institutionen ist anzunehmen, daß bei einer ursächlichen Mitwirkung der Universität an der Senkung der Studienanfängerzahlen, eine Regelung zugunsten der Hochschullehrer schneller erfolgt wäre. Auch daß das Neuregelungsgesetz rückwirkend zum WS 1964/65 in Kraft trat, spricht hierfür und zeigt darüberhinaus die Dringlichkeit, die für die gesetzgebenden Instanzen in dieser Sache bestand.

Die Neuregelung des Unterrichtsgeldes für die Hochschullehrer stellt eine Anpassungsreaktion der staatlichen Instanzen an die neuen Gegebenheiten dar. Durch diese Umstellung verlieren die Hochschullehrer ihr Interesse an großen Studentenzahlen. Diese Maßnahme hat daher wahrscheinlich dazu beigetragen, die Rigidität des Numerus clausus zu steigern. Genauso wahrscheinlich ergibt sich jedoch aus dem Vorhergesagten, daß das Interesse der Hochschullehrer an der Einführung des Numerus clausus wegen der finanziellen Einbußen nicht sehr groß gewesen sein kann. Stellt man auch die schlechten Ausbildungsbedingungen in Rechnung, so muß dennoch ein zusätzlicher, von außen an die Universität herangetragener, Anstoß für die Einführung des Numerus clausus in der Allgemeinen Medizin zumindest mitverantwortlich gewesen sein.

Die Qualität der Ausbildung

Als Argument für die Einführung des Numerus clausus wird von den Hochschulen immer wieder vorgetragen, die Qualität der Ausbildung sei schlecht und eine weitere Verschlechterung sei durch die sich erhöhenden Studentenzahlen zu erwarten gewesen.

Nun ist die Einführung des Numerus clausus nach der herrschenden Rechtsprechung nur dann zulässig, wenn dabei durch Platzmangel und Überbelastung des Personals die Qualität der Ausbildung soweit herabsinkt, daß ein anderes, überragend wichtiges Gemeingut, nämlich Gesundheit und ärztliche Versorgung der Bevölkerung nicht mehr garantiert werden kann. Erfolgt allerdings daraufhin eine Zulassungsbeschränkung, so muß diese von der Fakultät unter dem oben genannten Aspekt deutlich gemacht worden sein und alle Bemühungen, insbesondere der Studienreform, zur Verbesserung der Qualität der Ausbildung als auch zur Erhöhung der Studentenzahlen müssen ausgenutzt sein.

So schreibt das Berliner Universitätsgesetz (122) vor: "Vor der Einführung einer Zulassungsbeschränkung ist insbesondere zu prüfen, ob und inwieweit die Universität Maßnahmen, vor allem auf dem Gebiet der Studienreform treffen kann, die geeignet sind, eine Zulassungsbeschränkung zu vermeiden."

In einer Vielzahl von Verwaltungsgerichtsprozessen, die abgelehnte Studienbewerber gegen die Universitäten anstrengten, ist festgestellt worden, daß die Universitäten den Numerus clausus in der Allgemeinen Medizin, sowie die Höhe der Aufnahmekapazität bis in die jüngste Zeit hinein ohne stichhaltige Feststellung der Ausbildungskapazität verhängt haben. Auch eine Studienreform in der Allgemeinen Medizin im Sinne einer Abkehr von der traditionellen Vorlesung, die ihren Ursprung im Mittelalter hat, hin zur Intensivarbeit in kleinen Gruppen, wird erst seit Veröffentlichung des Wissenschaftsrats-Gutachten (128) diskutiert und fand ihren Niederschlag in der neuen Approbationsordnung von 1970. Bei der Bildung kleiner Gruppen entsteht auch heute noch oft der Eindruck, daß diese Studienreformmaßnahmen weniger dazu durchgeführt werden, um den Unterricht zu verbessern und die Aufnahmekapazität zu erhöhen, sondern eher als Argument benutzt werden, die Aufnahmekapazität zu senken. Insgesamt kann festgestellt werden, daß auch diese Reformdiskussion 1962 noch keine praktische Relevanz für die Einführung und die Rigidität des Numerus clausus haben konnte.

Die Befriedigungsfunktion des Numerus clausus

Mit der Einführung des Numerus clausus in der Allgemeinen Medizin wurde die Abhängigkeit der Studenten von der Ausbildungseinrichtung, an der sie einmal zugelassen waren, vergrößert, da der Wechsel an andere Ausbildungseinrichtungen zunehmend erschwert wurde. Daraus folgt bei vorgeschriebenem Studiengang eine erhöhte Abhängigkeit der Studenten von den Hochschullehrern. Das heißt mit der Einführung des Numerus clausus verschärfte sich der Druck, den die Hochschullehrer auf die Studenten ausüben konnten. Die Machtausweitung bei den Hochschullehrern führte sehr bald unter dem Schutzschild der "Funktionstüchtigkeit" zu einer weitgehenden Reglementierung des Studienganges. Die Prüfungen, insbesondere Vorphysikum und Physikum, wurden zu professoralen Filtern, in denen alle diejenigen Studenten "hängen blieben", die sich nicht rechtzeitig genug an den Standards der Hochschullehrer orientierten. Sehr bald empfahl die Westdeutsche Rektorenkonferenz die Einführung der 'befristeten Immatrikulation'. Nach einer bestimmten Studiendauer bestand die Möglichkeit, die Studenten zwangsweise zu exmatrikulieren (143). Die ständig steigende Abhängigkeit der Studenten von der Universität führte dazu, daß sich der Leistungsdruck, dem Medizinstudenten ausgesetzt waren, ständig erhöhte. Dies hatte einerseits eine Beschränkung der Interessen der Studenten ausschließlich auf ihr Fach bzw. auf das, was in den Prüfungen im Fach verlangt wurde, zur Folge. Die Studenten waren schon aus zeitlichen Gründen nicht in der Lage, sich mit den Problemen ihrer Rolle als Medizinstudenten und mit dem Studium als solchem auseinanderzusetzen. Andererseits wurde gerade durch diese Rigidität der Abhängigkeit den Studenten ihre Stellung in der Gesellschaft deutlich.

In der Folgezeit, als auch die Studentenschaft in der Medizin ihren Unmut zu artikulieren begann, konnte ein großer Teil des Unmutspotentials immer wieder durch den Leistungsdruck, den die Fakultät auf die Studenten ausübte, befriedet bzw. kanalisiert werden.

Viele Arten des versteckten Numerus clausus in Form von Wartelisten oder Eingangsklausuren für bestimmte Veranstaltungen führten zu einer verstärkten Konkurrenz unter den Medizinstudenten selbst. Feest und Kapuste zitieren Studentenaussagen, die sich auf das Problem des Numerus clausus beziehen: (Frage: Wie könnte die schlechte Ausbildungssituation, die durch die Überfüllung etc., hervorgerufen wird, beseitigt werden?) "Entweder, in dem man den Numerus clausus anzieht, ja, und zwar nicht nur am Anfang des Studiums, sondern auch innerhalb des Studiums selbst. Nicht, daß dann plötzlich nach dem Physikum oder so von überall her die Leute hereinströmen. Weil, ich mein, ich bin zwar ein Ixburger, man hört mich vielleicht nicht an, aber ich bin eben dagegen, daß dann die ganzen Leute hier hereinkommen, und dann die eigenen Leute mit Müh und Not nur die Plätze bekommen" (25,128).

Darüberhinaus ist auch ein Konkurrenzverhältnis zwischen den bereits immatrikulierten Studenten und den Studienbewerbern zu beobachten. So sprechen sich immer wieder gerade studentische Vertreter in den Organen der Selbstverwaltung der Universitäten für einen Numerus clausus aus, aus Angst vor schlechteren Ausbildungsbedingungen und einer vermeintlich gefährdeten, späteren Existenz. J. Recht, damals Redakteur in "Der Medizinstudent", bemerkt zu den Feststellungen des 2. Deutschen Krankheitstages, daß ca. 2.500 offene Assistentenstellen vorhanden seien: Die Assistenten und Oberärzte seien leicht vertreten gewesen. Die Krankenhausträger könnten wohl keine Volontär- und Hilfsärzte mehr einstellen, Assistenzärzte seien dagegen zu teuer. Unter den Medizinstudenten habe sich herumgesprochen, was ein "limitierter Dienstvertrag" sei. Er schließt mit der ironischen Feststellung, daß wegen des Überangebots an Ärzten, diese Zeiten sehr bald wieder eintreten würden (82).

Der Numerus clausus in der Medizin übt also neben der Funktion der Bedarfssteuerung auf die Studentenschaft eine Befriedigungsfunktion aus, die eine Rolle bei der Durchsetzung des Numerus clausus gespielt hat.

Allerdings ist man hier im wesentlichen auf Vermutungen angewiesen. Dies insbesondere deshalb, weil sich die Studentenschaft wegen ihres geringen Organisationsgrades und die Studienbewerber wegen der völlig fehlenden Organisierung in der Vergangenheit praktisch überhaupt nicht und heute nur in geringem Ausmaß artikulieren können.

Bei der Darstellung der Entwicklung der Studentenzahlen in der Allgemeinen Medizin haben wir folgendes festgestellt:

Unter dem Eindruck der direkten Kriegsauswirkungen und den schlechten Berufsaussichten für Ärzte direkt nach dem 2. Weltkrieg beginnen nur relativ wenige Studienanfänger ein Studium der Allgemeinen Medizin. Diese Entwicklung ändert sich erst etwa ab 1952/53 mit dem allgemeinen Aufschwung der wirtschaftlichen Lage in der BRD und der Verbesserung der Berufsaussichten für Ärzte. Ab 1958 nimmt die Zahl der Medizinstudenten erheblich zu. Dies liegt vor allem an den starken Geburtenjahrgängen die ihr Studium beginnen, darüberhinaus auch an der sich ständig verbessernden wirtschaftlichen Lage der Ärzteschaft.

Angesichts der rückläufigen Entwicklung der Studentenzahlen nach Ende des 2. Weltkrieges und der nur leichten Steigerung der Studentenzahlen bis 1958 war nach Kriegsende im wesentlichen nur der Verlust an Ausbildungskapazität durch Kriegseinwirkungen ersetzt worden, sowie der Mehrbedarf durch Flüchtlinge, Vertriebene etc. mittels dreier neuer Ausbildungseinrichtungen bereitgestellt worden. Dem einsetzenden Ansturm der Studienbewerber für das Fach Allgemeine Medizin waren die Hochschulen daher insgesamt überrascht und zunächst hilflos ausgeliefert. Es ist also zu vermuten, daß die Einführung des Numerus clausus als 'ultima ratio' zumindest partiell den Interessen der Hochschulen entgegenkam.

Unter Berücksichtigung der Tatsache, daß der Numerus clausus nach mehreren Jahren des Zögerns relativ zügig und geschlossen eingeführt wurde, sowie der Feststellung, daß zumindest in Westberlin die finanziellen Einbußen, die den Hochschullehrern durch den Numerus clausus entstanden, erst nach ca. 1 1/2 Jahren behoben wurden, läßt sich allerdings ebenso vermuten, daß der Numerus clausus nicht allein auf Intention der Hochschulen zurückzuführen ist, sondern wesentlich auch auf außeruniversitäre Interessenartikulationen. Wenn schon die Einführung des Numerus clausus in der Allgemeinen Medizin nicht allein auf universitäre Interessen zurückzuführen ist, so gilt dies in Bezug auf die Rigidität des

Numerus clausus in der Allgemeinen Medizin erst recht. Trotz einer Vervielfachung der sächlichen wie der personellen Mittel, der Errichtung mehrerer neuer Ausbildungsstätten, sank die Zahl der Neuzugelassenen in der Allgemeinen Medizin bis 1970 beständig weiter ab.

Von den Hochschullehrern wurde mit der Begründung der Notwendigkeit der Studienreform, die die Form der medizinischen Ausbildung, gründlich verändern sollte, auf einer ständigen weiteren Reduzierung der Studienanfängerzahlen bestanden. Die Hochschullehrer hatten durch die Veränderung des Honorierungssystems in Bezug auf das Unterrichtsgeld das Interesse an hohen Studentenzahlen verloren. Eine reale Studienreform+) ist allerdings institutionalisiert und im größeren Rahmen erst durch die Approbationsordnung für Ärzte von 1970 (2) in Angriff genommen worden. Das Studienreformargument wurde also in der Zeit von 1963 bis 1970 von den Hochschulen auch zur Durchsetzung von Interessenpolitik genutzt.

Es ist zu vermuten, daß in der Numerus-clausus-Debatte Ursache und Wirkung vertauscht wurden, d.h. die Folge eines höheren Bedarfs an Studienplätzen als er infolge fehlender Bedarfsplanungen zu Beginn der sechziger Jahre vorhanden war, nämlich der Numerus clausus in der Allgemeinen Medizin, wird als Ursache benutzt, um den Status quo in der medizinischen Ausbildung zu erhalten.
Kann man bei der Einführung des Numerus clausus in der Allgemeinen Medizin noch davon ausgehen, daß der Numerus clausus, gestützt von außeruniversitären Interessengruppen, durch die Universitäten eingeführt wurde, so muß man bei der Rigidität der Handhabung des Numerus clausus in der Folgezeit wahrscheinlich von einer umgekehrten Konstellation ausgehen. Die ständige Reduktion der Studien-

---

+) Dabei soll hier auf Form und Intention der Reform nicht weiter eingegangen werden, weil dies in diesem Zusammenhang nicht von Interesse ist.

anfängerzahlen war wesentliches Ergebnis des Einflusses außeruniversitärer Interessenpolitik, die von den bestimmenden Kräften an den Hochschulen aufgenommen und zu ihren Gunsten durchgesetzt wurde.

3. Die ärztlichen Berufs- und Standesorganisationen und ihre Ziele

Fazit des vorangegangenen Kapitels war es, daß Einführung und Rigidität des Numerus clausus in der Allgemeinen Medizin nicht allein durch inneruniversitäre, sondern auch durch außeruniversitäre Interesseneinflüsse zu erklären ist.

Spürt man möglichen außeruniversitären Interesseneinflüssen nach, so stößt man auf vier gesellschaftliche Hauptgruppen, die ein Interesse an einer Steuerung der Quantität der Ausbildung von Medizinstudenten haben könnten. Zu diesen Hauptgruppen gehören zunächst die Gymnasiasten bzw. die Abiturienten und deren Eltern, weiterhin die staatlichen Organe des Bundes und der Länder, die Pharmazie und schließlich die bereits berufstätigen Ärzte in der BRD selber, vertreten durch ihre Berufs- oder Standesorganisationen. Ich gehe in dieser Arbeit davon aus, daß weder den Abiturienten und deren Eltern noch der Pharmazeutischen Industrie an einer Reduzierung der Zahlen der Studienanfänger im Fach Allgemeine Medizin gelegen sein kann.

Die Abiturienten sind an der Verhinderung bzw. am Abbau des Numerus clausus interessiert, weil sie das Bestreben haben, möglichst schnell und reibungslos ihr Studium aufnehmen zu können. Ganz von der Frage der Interessenlage dieser Gruppe abgesehen, hatte sie wegen ihres geringen Organisationsgrades kaum eine Möglichkeit, ihre spezifischen Interessen zu artikulieren.

Die pharmazeutische Industrie wird wie jedes Wirtschaftsunternehmen in einer kapitalistischen Gesellschaft versuchen, ihren Gewinn zu maximieren; d.h. sie wird versuchen, möglichst viele ihrer Produkte auf dem Arzneimittelmarkt abzusetzen. Deshalb muß die Pharmazeutische Industrie zum einen an einem hohen Krankenstand in der Gesellschaft und an einer Vielzahl ärztlicher Leistungen, die mit der Rezeptur von Medikamenten verbunden ist, Interesse haben, andererseits wird sie den Markt durch Werbung für neuartige Medikamente (z. B. Psychopharmaka) auszuweiten versuchen. Eine möglichst hohe Anzahl von Ärzten bildet die Voraussetzung für die Durchsetzung dieser Interessen.

Auch die staatlichen Organe von Bund und Ländern können zumindest mittel- und langfristig kein Interesse an der rigiden Durchführung des Numerus clausus gehabt haben. Zum einen ist es Aufgabe staatlicher Organe, für die allgemeine Gesundheit der Bevölkerung zu sorgen, um soziale Unruhen abzuwenden und die für die Existenz der bestehenden Gesellschaft erforderliche Erhaltung und Reproduktion der Arbeitskraft zu garantieren. Darüberhinaus ist Bund und Ländern als Krankenhausträger daran gelegen, durch ein erhöhtes Angebot an Ärzten sowohl die Assistenzärzteknappheit im Krankenhaus zu beseitigen, als auch u. a. gerade dadurch den Wert der Arbeitskraft des Arztes zu senken.

Schließlich kann aus den erheblichen finanziellen Anstrengungen des Bundes und der Länder nach Einführung des Numerus clausus, die eine weitere Verschärfung abwenden sollte, abgeleitet werden, daß Einführung und Verschärfung des Numerus clausus nicht im Interesse dieser Institution war.

Unterstellt man also, daß die drei aufgeführten gesellschaftlichen Gruppen kein wesentliches Interesse an der Einführung, Verschärfung und Aufrechterhaltung des Numerus clausus gehabt haben können, und weiterhin, daß neben den vier aufgezählten Hauptgruppen keine weiteren gesellschaftlichen Gruppen Interesse am Numerus clausus in der Allgemeinen Medizin haben, so heißt dies, daß die im vorherigen Kapitel konstatierten außeruniversitären Einflüsse, die zur Einführung und zur erreichten Rigidität des Numerus clausus in der Allgemeinen Medizin geführt haben, von der Ärzteschaft bzw. den sie vertretenden ärztlichen Berufs- und Standesorganisationen ausgegangen sein müssen.

Will man ärztliche Standespolitik unter bestimmten Teilaspekten analysieren, so ist es notwendig, sich eingehend mit den Institutionen, in denen sich diese Politik entwickelt, durchsetzt und artikuliert, zu befassen.
Daher wird im ersten Teil dieses Kapitels die Struktur der ärztlichen Berufs- und Standesorganisationen durchleuchtet. Dabei kommt es nicht auf eine umfassende verbandssoziologische Untersuchung an, vielmehr soll die Struktur der Berufs- und Standesorganisationen und deren Zusammenschlüsse in den für diese Arbeit wichtigen Aspekten dargestellt werden. Aus der Analyse der Organisationsstruktur der Ärzteschaft ergibt sich ein Primat der niedergelassenen Ärzte in Bezug auf die gesundheitlichen Versorgungen der Bevölkerung. Im zweiten Teil wird dieses Primat einmal in Hinsicht auf seine ökonomische und politische Entstehung hin untersucht, zum anderen auf seinen ideologischen Gehalt.

Im dritten Teil des Kapitels schließlich gehen wir ein auf das Honorierungssystem der niedergelassenen Ärzte und dessen Einfluß auf die Struktur des Gesundheitswesens.

Ziel dieses Kapitels ist es, das vermutete allgemeine Interesse der Ärzteschaft an einer möglichst geringen Zahl des ärztlichen Nachwuchses aus der Struktur des Gesundheitswesens heraus zu begründen. Des weiteren sind die strukturellen und ideologischen Bedingungen darzustellen, unter denen der Kampf gegen die Reform der GKV geführt wurde.

Drittens wird schließlich gezeigt, warum der Kampf gegen die Reform der GKV mit Hilfe einer Begrenzung des ärztlichen Nachwuchses in Angriff genommen wurde und weshalb sich der Numerus clausus als Ersatzstrategie anbot für die in Gefahr geratenen bzw. verlustiggegangenen Steuerungsmöglichkeiten des ärztlichen Nachwuchses durch die Standesorganisationen der niedergelassenen Ärzte.

3.1. Die ärztlichen Berufs- und Standesorganisationen

Geht man von der Art der Mitgliedschaft aus, ob freiwillig oder qua Approbation, so lassen sich bei den ärztlichen Berufs- und Standesorganisationen zwei Typen von Organisationen unterscheiden:
Die Verbände mit Zwangsmitgliedschaft und die 'freien' Verbände.

Die Zwangsverbände

Die Ärzteschaft in der Bundesrepublik Deutschland nimmt ihre Interessen vermittels einer Selbstverwaltung wahr. Die Selbstverwaltung der deutschen Ärzteschaft gründet sich auf die Zwangsmitgliedschaft in zwei Körperschaften des öffentlichen Rechts. Zum einen sind dies die Ärztekammern und zum anderen die Kassenärztlichen Vereinigungen (ÄK und KV). Sie unterstehen als solche der formalen Kontrolle der entsprechenden staatlichen Organe.

Die Ärztekammern und die Kassenärztlichen Vereinigungen sind auf Landesebene organisiert. Mitglied der Ärztekammer ist jeder approbierte Arzt, Mitglied der Kassenärztlichen Vereinigung ist jeder Kassenarzt mit dem Zeitpunkt seiner Zulassung zur Kassenarztpraxis. Während die Ärztekammer mit der Zwangsmitgliedschaft sämtliche Ärzte, unabhängig von der Berufsgruppe und der Art der Beschäftigung erfaßt, beschränkt sich die Zwangsmitgliedschaft der Kassenärztlichen Vereinigung auf die Ärzte, die als Kassenärzte zugelassen sind.

Die Ärztekammern haben folgende Aufgaben:

- Wahrung eines "sittlich und wissenschaftlich hochstehenden Ärztestandes" (105,2681)
- Überwachung der ärztlichen Berufspflichten
- Förderung der ärztlichen Fortbildung
- Erlaß einer Berufs- und Facharztordnung

- Zusammengehörigkeitsgefühl der Ärzteschaft zu pflegen
- Errichtung von Fürsorge- und Versorgungseinrichtungen für Ärzte.

Stellt man einen Prioritätenkatalog der von der Ärztekammer wahrzunehmenden Aufgaben auf, so ist an erster Stelle die Überwachung der Orientierung der Ärzte am ärztlichen Normengefüge festzuhalten, an zweiter Stelle und dem ersteren zugeordnet ist die Organisation der ärztlichen Weiterbildung und an dritter Stelle die Errichtung von ärztlichen Versorgungseinrichtungen zu nennen. Hinsichtlich der wirtschaftlichen Belange der Ärzteschaft nehmen die Ärztekammern dagegen nur indirekte Aufgaben wahr.

Die Kassenärztlichen Vereinigungen haben folgende Aufgaben zu erledigen:

- Sicherstellung der kassenärztlichen Versorgung
- Wahrung der Rechte der Kassenärzte gegenüber den Krankenkassen
- Überwachung der ärztlichen Tätigkeit, insbesondere unter dem Gesichtspunkt der Wirtschaftlichkeit
- Honorarabrechnung
- Abschluß von Landesmantelverträgen mit den jeweiligen Landeskrankenkassenverbänden.

Die Aufgaben der Kassenärztlichen Vereinigungen liegen im wesentlichen in der Abwicklung der wirtschaftlichen Transaktionen der Ärzteschaft mit den Krankenkassen, dabei üben die KVs in der Hauptsache vollstreckende Tätigkeit aus.

Die einzelnen Landesärztekammern haben sich auf Bundesebene in der Bundesärztekammer (BÄK) - Arbeitsgemeinschaft der Westdeutschen Ärztekammern - als Dachorganisation zusammengeschlossen. Die BÄK wurde als Arbeitsgemeinschaft der westdeutschen Ärztekammern im Oktober 1947 als Nachfolgerin der 1935 gegründeten und 1945 von den Alliierten aufgelösten Reichsärztekammer errichtet. Die Ärztekammern auf lokaler und regionaler Basis blieben jedoch auch nach dem Zusammenbruch als Basis der ärztlichen Versorgung der Bevölkerung bestehen. Auch die Aufgaben der ebenfalls aufgelösten Kassenärztlichen Bundesvereinigung Deutschland (KVD) wurden von den Ärztekammern mitübernommen.

Insbesondere die Gefahr, anstelle der gegliederten Krankenversicherung das Prinzip der Einheitsversicherung einzuführen, beschleunigten z. T. gegen den Willen der Alliierten den Zusammenschluß der regionalen Ärztekammern.

"Die Stellung der freipraktizierenden Ärzte in der ambulanten ärztlichen Versorgung und mit ihr die Unabhängigkeit der ärztlichen Berufsausübung, ganz allgemein: die überlieferten Formen freiberuflichen ärztlichen Wirkens, waren damals in akuter Gefahr, nivellierenden und leistungsfeindlichen Vereinheitlichungstendenzen zum Opfer zu fallen" (117, 200).

Die Bundesärztekammer ist durch folgende Organe in ihrem Aufbau strukturiert:

a) Vorstand
b) Hauptversammlung (Deutscher Ärztetag)
c) Ausschüsse und ständige Einrichtungen
d) Präsidium
e) Ausschüsse

Der Vorstand der BÄK besteht aus einem Präsidenten und zwei Vizepräsidenten, sowie zwei Vertretern der angestellten Ärzte, die vom Deutschen Ärztetag gewählt werden. Hinzu kommen die Präsidenten der Landesärztekammer, die qua Amt Mitglieder des Vorstandes der BÄK sind.

In der Hauptversammlung (Deutscher Ärztetag) ist pro 500 Ärzte in den Kammern je ein Delegierter vertreten.

Um der Zusammenarbeit aller wichtigen ärztlichen Körperschaften, Berufs- und Standesorganisationen gerecht zu werden, sieht die Geschäftsordnung der BÄK ein Präsidium des Deutschen Ärztetages vor, in der alle diese Organisationen vertreten sind.

Folgende Organisationen gehören dem Präsidium (Zahl der Stimmen) an:

Präsident der Bundesärztekammer (1)
2 Vizepräsidenten der BÄK (2)
Präsident der Landesärztekammer (12)
2 Vertreter der Angestellten Ärzte (2)
Vizepräsidenten der Landesärztekammern (12)
Kassenärztliche Bundesvereinigung (8)
Verband der Ärzte Deutschlands (Hartmannbund) (7)
Verband der Leitenden Krankenhausärzte (2)
Marburger Bund (2)
AFB-Verband der Fachärzte (2)
Berufsverband der Praktischen Ärzte (2)
Westdeutscher Medizinischer Fakultätentag (2)
Bundesassistentenkonferenz Fachvertretung Medizin (2)
Deutscher Ärztinnenbund (2)
Deutscher Kassenarztverband (2)
Berufsverband der Ärzte des öffentlichen Gesundheitsdienstes (2)
Arbeitsgemeinschaft wiss.-med. Fachgesellschaften (2)
Deutsche Akademie der Fachärzte (2)
Deutsche Akademie der Praktischen Ärzte (2)
Verband deutscher Werksärzte (1)
Bundesverband der Vertrauensärzte (1)
Verband deutscher Badeärzte (1)
Verband der Rentenversicherungsärzte (1)
Verein leitender Ärzte deutscher Privatkrankenanstalten (1)
Sanitätsinspekteur der Bundeswehr (1)
Abteilungsleiter Humanmedizin im Bundesgesundheitsministerium (1)
Hauptgeschäftsführer der Bundesärztekammer (1)
Ehrenpräsidenten der Deutschen Ärztetage (jeweils 3 Jahre) (3)
Verband der niedergelassenen Ärzte Deutschlands (2)

Quelle: (Tätigkeitsbericht 1970/71 an den 74. Deutschen Ärztetag, S. 151 und S. 174 f.; obwohl auf S. 151 die Deutsche Ärzteakademie, der Praktischen Ärzte und die Deutsche Akademie der Fachärzte als Mitglieder des Präsidiums des deutschen Ärztetages aufgeführt sind, fehlen diese in der Aufzählung des Präsidiums, S. 174 f. Bei der Zusammenzählung der Stimmen werden sie mit je 2 Stimmen angenommen.)

Insgesamt sind also mit verschiedener Gewichtung alle relevanten 28 ärztlichen Körperschaften, Berufs- und Standesorganisationen im Präsidium des Deutschen Ärztetages vertreten.

Das Präsidium fungiert dabei als das "Aussprachegremium" der deutschen Ärzteschaft. Es hat die Aufgabe, die Zusammenarbeit zwischen den einzelnen ärztlichen Gruppierungen zu festigen und zu fördern.

Im Tätigkeitsbericht 1970/71 sind insgesamt 47 ärztliche Ausschüsse und andere "Ständige Einrichtungen" aufgezählt. Insgesamt sind in den 47 ärztlichen Ausschüssen, Einrichtungen und Konferenzen ca. 765 Positionen durch Ärzte zu besetzen. Dabei werden eine Vielzahl der Ausschüsse in Personalunion von einer Person besetzt. Als Beispiel sollen hier die Vizepräsidenten der BÄK angeführt werden.

So nahmen die beiden im Tätigkeitsbericht 1970/71 als Vizepräsidenten der BÄK ausgewiesenen Ärzte neben ihrer dortigen Tätigkeit an 9 bzw. 7 Ausschüssen etc. teil. Bei vier weiteren, exemplarisch ausgezählten, Vorstandsmitgliedern der BÄK wurde die Mitarbeit in 10, 10, 9 und 8 Ausschüssen oder ständigen Einrichtungen etc. ermittelt.

Die Häufigkeit der Ausschußsitzungen wird im Berichtsjahr 1970/71 wie folgt angegeben:

Tab. 14:

Tagungshäufigkeit	1	2	3	4	mehr	überhaupt nicht
Ausschüsse	17	18	3	2	1	13

Quelle: Tätigkeitsbericht der Bundesärztekammer 1970/71

Die Anzahl der oben angegebenen 54 Ausschüsse differiert mit den 47 von der BÄK aufgezählten (86,164 ff.). Die Differenz resultiert aus Untergliederungen der Ausschüsse in Vorstand und Plenum etc., die bei der Aufzählung nicht gemacht wurden.

Aus der obigen Tabelle ist zu ersehen, daß die Mehrzahl der Ausschüsse (64 %) nur ein- oder zweimal pro Jahr tagen.
Die Vielzahl der Ausschüsse mit der Vielzahl der zu besetzenden Positionen auf der einen Seite und die geringe Anzahl der Einberufungen dieser Ausschüsse und Ämterhäufung der Spitzenfunktionäre stärken die Positionen des Vorstandes und insbesondere die Geschäftsführung der BÄK, die allein die Kontinuität und die Koordinierung dieser Arbeit gewährleisten kann.

Aus der Satzung, der Struktur und der Aufgabenstellung der BÄK läßt sich in dreifacher Hinsicht die Vermittlungsfunktion der Bundesärztekammer ableiten. Die BÄK hat die Aufgabe, den Berufsstand auf einem, sittlichen und wissenschaftlich-medizinischen hohem Niveau zu halten, sie ist aber auch die politische Interessenvertretung der Gesamtärzteschaft. Die Bundesärztekammer und die ihr zugeordneten Organe wirken als 'Clearing-Stelle' aller ärztlichen Gruppierungen. Sie hat als privat-rechtlich erfaßte Organisation der öffentlich-rechtlichen Körperschaften 'Ärztekammer' hoheitliche Aufgaben (z.B. Fortbildung) wahrzunehmen und gleichzeitig die Ärzteschaft als Berufsstand zu vertreten.
Die Vermittlerfunktion der Bundesärztekammer setzt die Trennung

von Kassenärztlichen Vereinigungen und Ärztekammern voraus, d.h. die Bundesärztekammer als Zwangsorganisation aller Ärzte wird freigehalten - zumindest vordergründig - vom Konkurrenzkampf der Ärzte untereinander. Die Verbindung von öffentlich-rechtlichen Körperschaften und Interessenorganisation ermöglichen der BÄK eine große Resonanz sowohl in der Ärzteschaft als auch in der Gesamtgesellschaft.

Aus der Vermittlerfunktion der BÄK lassen sich zwei Bestimmungen ihrer Arbeit ableiten. Nach innen, in Bezug auf die Ärzteschaft, hat die BÄK eine integrierende und koordinierende Funktion. Gegenüber den anderen Interessenorganisationen, wie z.B. den Vertretern anderer freiberuflicher Verbände, fungiert sie als Interessensvertretung.

Die Kassenärztliche Bundesvereinigung ist als Körperschaft des öffentlichen Rechts der Zusammenschluß der Kassenärztlichen Vereinigungen auf Bundesebene. Mitglieder der Kassenärztlichen Bundesvereinigungen (KBV) sind die Kassenärztlichen Vereinigungen (KV) mit je einem Vertreter. Diese wählen in einer Vertreterversammlung ihren Vorstand.

Die Aufgaben der KBV liegen in einer allgemeinen Abklärung der Vertragsinhalte mit den Spitzenverbänden der Krankenkassen. Weiterhin sorgt die KBV für die überregionale Garantie der ärztlichen Versorgung der Bevölkerung und nimmt einen Zahlungsausgleich zwischen den Kassenärztlichen Vereinigungen für die Mitglieder der Kassenärztlichen Vereinigungen vor. Sie errichtet ein Bundesschiedsamt für die kassenärztliche Versorgung der Bevölkerung zusammen mit den Bundesverbänden der Krankenkassen. Darüber hinaus ist ein Bundesausschuß der Ärzte und Krankenkassen installiert.

Die Trennung der ärztlichen Selbstverwaltung in ideologische Vertretung des Berufsstandes durch die Ärztekammern einerseits und ökonomische Vertretung durch die Kassenärztlichen Vereinigungen andererseits gibt ein gutes Beispiel für die Verdinglichung ärztlicher Ideologie. "Weil die Ärzte im 19. Jahrhundert ihren berufspolitischen Kampf von wirtschaftlichen Forderungen 'rein' halten wollten, richten sie sich zwei Berufsvertretungen ein, die nebeneinander existieren und jede unter anderem Aspekt die ärztliche Berufsausübung verwalten" (62, 89). Diese Trennung ermöglicht den Ärztekammern in der gesundheitspolitischen Diskussion jeden Verdacht, auch ökonomische Interessen zu vertreten, weit von sich zu weisen und von der Warte eines 'sittlich- und moralisch-hochstehenden Ärztestandes' aus, ihre Standesinteressen zu vertreten. Wie jede Schicht des Bürgertums identifiziert sie ihre Gruppeninteressen mit den Interessen der Gesellschaft. So ist auch die Behauptung der Ärztekammern erklärlich, nur bei 'freier Arztwahl' sei eine qualitativ ausreichende und gute ärztliche Versorgung der Bevölkerung zu sichern. Auf der anderen Seite können die Kassenärztlichen Vereinigungen ohne den Ballast eines 'sittlich und moralisch-hochstehenden Arztstandes' ihre wirtschaftlichen Interessen gegenüber den Krankenkassen und damit auch gegenüber der Gesellschaft durchsetzen.

Die Arbeit der Kassenärztlichen Vereinigungen ist in Bezug auf die Kassenärzte als eine genossenschaftliche Arbeit zu kennzeichnen. Gegenüber den Krankenkassen treten die Kassenärztlichen Vereinigungen dagegen als Gewerkschaften auf.

Die freien Verbände der Ärzteschaft

Das wissenschaftliche Material über die freien Berufsverbände in der Ärzteschaft ist gering und äußerst lückenhaft. Dem Verfasser sind lediglich zwei Arbeiten bekannt, die sich in Teilaspekten mit den freien Ärzteverbänden beschäftigen. F. Naschold (70) untersucht vornehmlich unter dem Aspekt der innerverbandlichen Koordinierung des politischen Willensbildungsprozesses zwischen Vorstand und Mitgliedern die Rolle des Hartmannbundes in der innerärztlichen Auseinandersetzung mit den Kassenärztlichen Vereinigungen um die Frage der Reform der GKV zu Ende der fünfziger Jahre (70, 192ff.). P. Botschafter stellt in ihrer Diplomarbeit die Organisationsstruktur des Hartmannbundes und des Marburger Bundes dar (12, 89ff.). Geht man davon aus, daß die freien Ärzteorganisationen im Verein mit den ärztlichen Zwangskörperschaften zum wesentlichen Teil die Debatte um die Gesundheitsversorgung in der BRD beherrschen und in der Vergangenheit noch immer ihre Interessen durchgesetzt haben, so ist diese Lücke kaum verständlich. Denn ohne Kenntnis der Organisation der freien Verbände ist eine Einschätzung ärztlicher Standespolitik kaum möglich. Diesen Rahmen steckt V. Volkholz (123) noch weiter: "Geht man die historische Entwicklung der GKV, der ständischen Berufspolitik der Ärzte und der konkurrierenden Schwesternverbände etc., durch, so zeigt sich zwingend, daß all diese Entwicklungen und verfolgten Politiken ohne die Analyse der Formierung einer Mittelstandsbewegung und -politik nicht zu begreifen sind, denn die Akteure dieser Politik entstammen überwiegend den eben skizzierten Mittelschichten" (123, 31).

Im Präsidium des Deutschen Ärztetages sind insgesamt 16 freie ärztliche Berufs- und Standesorganisationen vertreten (120). In den Statuten dieser Organisationen sind deren Ziele festgelegt. So tritt der Hartmannbund für folgende Zwecke ein (11, 91f.):

- Verbesserung der Gesundheitspflege
- Teilnahme aller Bevölkerungsschichten an den Fortschritten der medizinischen Wissenschaft
- Unabhängigkeit des Arztes und seiner Berufsausübung
- freie Arztwahl
- angemessene Vergütung der ärztlichen Tätigkeit
- Sicherung des ärztlichen Einflusses in allen der Gesundheitspflege dienenden Einrichtungen
- freie ärztliche Niederlassung.

Neben der Unabhängigkeit des Arztes und der seiner Berufsausübung sowie der freien Arztwahl, für die alle ärztlichen Berufsverbände eintreten, weil diese als die Hauptstützen des derzeitigen Gesundheitssystems erkannt sind, vertreten diese Verbände im besonderen die speziellen Interessen der in ihnen organisierten Ärzte in erster Linie im wirtschaftlichen und gesundheitspolitischen Bereich.

Während die Vertretung im gesundheitspolitischen Bereich von allen ärztlichen Berufs- und Standesorganisationen im Grundsätzlichen einheitlich und zusammen, abgestimmt mit und durch die Bundesärztekammer vorgenommen wird, so hat die ökonomische Interessenvertretung eine zweite Komponente. Neben der Durchsetzung der ökonomischen Interessen der Ärzte dem Staat bzw. dessen Organen, z. B. den Krankenhausträgern und Krankenkassen gegenüber, haben die freien ärztlichen Berufs- und Standesorganisationen auch die Funktion, die spezifischen wirtschaftlichen Interessen der in ihnen organisierten Ärzteschaft durchzusetzen.

Da individuelle Konkurrenz der Ärzte untereinander durch die Standesordnungen verboten ist und ein penibles Reglement durch die Standesgerichtsbarkeit überwacht wird, die Ärztegruppen (hier die niedergelassenen Ärzte) über das Honorarsystem jedoch untereinander in ökonomischer Konkurrenz stehen, ist dieser Konkurrenzkampf auf die Ebene der spezifischen Berufsverbände verlagert. "Die Beberufsständischen Organisationen tragen Sorge, daß eine gewisse Neutralisierung des Konkurrenzkampfes stattfindet... Immerhin ist ein Rahmen gegeben, so daß gröbere Abweichungen vom gewünschten Verhalten nicht zu massiver Entwicklung kommen können" (61, 244).

Daher ist es auch nicht verwunderlich, daß viele der freien ärztlichen Berufsverbände aus einer spezifischen ökonomischen innerärztlichen Kampfsituation entstanden sind. So wurde bereits 1946 als Assistenz- und Jungärzteverband der Marburger Bund gegründet.

Dieser Verband wurde wegen der schlechten ökonomischen und sozialen Lage der nachgeordneten Krankenhausärzte in dieser Zeit gegründet. "Die Zeiten liegen noch keine 20 Jahre zurück, da auch voll approbierte Ärzte, die die gesamte Stationsarbeit leisteten, mit einem Teller Suppe und der Ehre, an der Klinik Dienst tun zu dürfen, abgefunden wurden" (61, 251).

Auch der Verband der niedergelassenen Ärzte Deutschlands (NAV) war kurz nach Beendigung des zweiten Weltkrieges als "Verband der niedergelassenen Nicht-Kassenärzte Deutschlands" im Ringen um die freie Zulassung zur Kassenarztpraxis gegründet worden.

Offensichtlich ist auch, daß der Leipziger Verband (später Hartmann-Bund) 1900 deshalb ins Leben gerufen wurde, um die Interessen der Kassenärzte gegenüber den Krankenkassen, aber auch gegenüber den Nicht-Kassenärzten durchzusetzen.

Die freien ärztlichen Berufsorganisationen spielen in diesem Zusammenhang vermittels der direkten ökonomischen Vertretung ärztlicher Interessen eine wesentliche ideologische Funktion in Bezug auf das Selbstbild der Ärzteschaft. Orientiert am Idealbild des Hausarztes (s. S. 91 f.) sieht sich der Arzt im Gegensatz zu Politik und Wirtschaft. Während Politik sich im ärztlichen Bewußtsein auf Machtstreben reduziert, steht der ärztliche Dienst am Mensch als unparteiische ärztliche Hilfe dagegen. Diese Hilfe orientiert sich in der ärztlichen Standesideologie nicht an ökonomischen Interessen, sondern ausschließlich am Kranken.

"Auch die ärztliche Tätigkeit hat eine wirtschaftliche Seite, auch der Arzt muß leben und aus seiner Berufsarbeit die Mittel hierzu gewinnen. Freilich ist das wirtschaftliche Motiv hier nicht das Ausschlaggebende... und daß man zum anderen den Erfolg der ärztlichen Tätigkeit niemals nach der Höhe der Einnahme und den erworbenen Vermögen beurteilen kann. Wo das ökonomische Motiv im Vordergrund steht, da tritt das Wesentliche, das eigentlich

Menschliche in den Hintergrund, und Krankheit und Kranker werden als nichts anderes als eine Einnahmequelle betrachtet; da schieben sich auch Konkurrenzkampf und Streit um die wirtschaftlichen Vorteile stark in den Vordergrund. Für den Arzt gilt aber auch nicht das 'allgemein ökonomische' Prinzip, mit dem geringsten Kraftaufwand möglichst viel erreichen zu wollen; oft gilt für ihn gerade das Gegenteil" (103, 182 f.).

Da der Arzt nun aber einerseits in Konkurrenzkampf mit seinen Berufskollegen und der Pharmazeutischen Industrie steht, er aber andererseits, gebunden durch die ärztliche Standesideologie, die durch die Standesordnung sanktioniert ist, nicht auf diese Situation eingehen kann, haben die freien ärztlichen Berufs- und Standesorganisationen diese Funktion übernommen.

Es ist zu vermuten, daß sich aus dieser Funktion der freien ärztlichen Berufsorganisation die hohe Organisationsdichte der Ärzteschaft und der hohe Verselbständigungsgrad von der Mitgliedschaft dieser Organisationen mitbestimmt wird.

Die Ausrichtung der freien Ärzteverbände auf die Öffentlichkeit insgesamt und auf die anderen Ärztegruppen hat bedeutende Auswirkungen für die Politik der Ärzteschaft. Diese Konstruktion erlaubt den Ärzteverbänden die prononcierte Vertretung spezieller Interessen, der von ihnen organisierten Ärzte, sowohl den Trägern des Gesundheitswesens gegenüber als auch in Bezug auf die übrigen Ärzte. Sie bindet die einzelnen Ärzteorganisationen unter den Zwang des Ausgleichs der Ärzteinteressen wie sie im Präsidium des Deutschen Ärztetages und in der Bundesärztekammer gefunden werden. Die Ungebundenheit in den Einzelfragen den Trägern des Gesundheitswesens gegenüber und die Gebundenheit an die in der BÄK ausgehandelten grundsätzlichen Richtlinien zur Standespolitik sind die Charakteristika der Politik der freien ärztlichen Verbände. Die Zusammenfassung und Vereinheitlichung der Politik der freien ärztlichen Berufsorganisationen in der BÄK und dem Präsidium des Deutschen Ärztetages ist ein entscheidender Grund für die Relevanz der ärztlichen Standesorganisationen in Bezug auf die Fragen des Gesundheitswesens.

Von den sechs großen der im Präsidium des Deutschen Ärztetages, der 'Clearing-Stelle der Deutschen Ärzteschaft, vertretenen Verbände vertreten insgesamt fünf Verbände die Interessen der niedergelassenen Ärzte, nur einer, der Marburger Bund, vertritt die der angestellten Ärzte, im wesentlichen der Krankenhausärzte. Allerdings ist auch der Marburger Bund nur im bestimmten Rahmen eine Interessenvertretung der in abhängiger Stellung tätigen Ärzte gegenüber den frei niedergelassenen Ärzten. Denn unter den Bedingungen des heutigen Gesundheitssystems ist jeder Krankenhausarzt ein potentiell freipraktizierender niedergelassener Arzt.

So erklärte Odenbach, Erster Vorsitzender des MB, auf dessen 36. Hauptversammlung zum 73. Deutschen Ärztetag 1970:
"Der Marburger Bund muß dem einmal approbierten Arzt alle Wege ärztlicher Tätigkeit im Krankenhaus, im öffentlichen Gesundheitswesen, im werksärztlichen Bereich, besonders aber in der freien Praxis unbedingt offen halten ... Die Möglichkeit sich jederzeit in freier Praxis niederzulassen, aber auch die Möglichkeit, jederzeit in die USA zu gehen, werden wir als echtes Ventil, aber auch als Druckmittel unseren Verhandlungspartnern, aber auch unseren Kollegen klarmachen müssen" (92).

Insgesamt wird die niedergelassene Ärzteschaft von 8 Standesorganisationen im Präsidium des Deutschen Ärztetages vertreten. Fünf Berufsverbände vertreten die angestellten Ärzte, wobei die Organisationen neben dem Marburger Bund nur sehr kleine und relativ einflußlose ärztliche Berufsgruppen vertreten, wie z. B. der Verband deutscher Werksärzte. Zwei Organisationen vertreten die beamteten Ärzte im Präsidium des deutschen Ärztetages.

Innerhalb dieser Einordnung in drei Hauptgruppen vertreten die einzelnen Ärzteorganisationen noch jeweils die spezifischen Interessen einer ärztlichen Berufsgruppe. So unterteilt sich die Gruppe der ärztlichen Berufsorganisationen, die die niedergelassenen Ärzte vertreten, in solche, die die Ärzte für Allgemeinmedizin, und in solche, die die Fachärzte vertreten. Andere vertreten die Interessen der leitenden Krankenhausärzte. Ähnliches gilt auch für die anderen beiden Hauptgruppen.

Daß es die Ärzteorganisationen trotz der verschiedenartigen Interessen, die sie vertreten, immer wieder erreichen, Einigkeit in den grundsätzlichen Fragen ihrer Politik zu erzielen, begründet ihre einflußreiche Stellung im Gesundheitswesen der BRD. Diese Einigkeit im Grundsätzlichen bedeutet jedoch nicht, daß es keine Konflikte zwischen den einzelnen Ärzteorganisationen gibt.

In den Fragen der gesundheitlichen Versorgung der Bevölkerung der BRD sind schon seit Gründung der BRD zwischen den einzelnen ärztlichen Interessenorganisationen heftige Auseinandersetzungen entbrannt. Bei der Diskussion um die Zulassung zur Kassenpraxis, bei der Frage der Reform der Krankenversicherung, bei der Entwicklung moderner Formen der ärztlichen Versorgung (z. B. Gruppenpraxen) haben sich Konflikte ergeben, die von der BÄK nur mit Mühe in einheitliche Bahnen gelenkt werden konnten. Im Tätigkeitsbericht 70/71 (120) der BÄK stellt dazu deren Hauptgeschäftsführer Prof. Dr. Stockhausen fest: "Meinungsunterschiede - auch solche in den Berufsauffassungen - hat es, und das ist ganz natürlich, zwischen angestellten und niedergelassenen Ärzten, zwischen alt und jung immer schon gegeben. Ob allerdings jemals diese so groß waren, wie heute dies den Anschein hat, ist die Frage" (120, 11).

Das Primat der niedergelassenen Ärzte in der Bundesärztekammer

Die meinungsbildenden Organe der Bundesärztekammer sind die Hauptversammlung (Deutscher Ärztetag), das Präsidium des Deutschen Ärztetages, sowie der Vorstand der BÄK und deren Geschäftsführung. Die Hauptversammlung der Ärzteschaft wird mit Ärzten beschickt, die in den einzelnen Landesärztekammern gewählt worden sind. Hierbei kommen auf einen Delegierten 500 Ärzte. Da einerseits der Anteil der niedergelassenen Ärzte an der Gesamtärzteschaft der absolut größte ist, andererseits die zweitgrößte Gruppe in der Ärzteschaft, die angestellten Ärzte, in ihrer Handlungsfähigkeit dadurch eingeschränkt wird, daß ein großer Teil dieser Ärzte die Krankenhauslaufbahn nur als Übergangsperiode begreift, stellen die niedergelassenen Ärzte die Mehrzahl der Delegierten der Hauptversammlung.

Die Hauptversammlung hat den Präsidenten, die Vizepräsidenten zu wählen, sowie die Vertreter der angestellten Ärzte im Vorstand. Dies hat zusätzlich zur Folge, daß die Delegierten des Deutschen Ärztetages nur solche Vertreter der angestellten Ärzte mit in den Vorstand der BÄK schicken, deren Wahlverhalten den niedergelassenen Ärzten gegenüber abgesichert ist.

Verstärkt wird der Einfluß der niedergelassenen Ärzte im Präsidium des Deutschen Ärztetages. Das Präsidium legt die Tagesordnung der Hauptversammlung fest, führt diese durch und fungiert zwischenzeitlich und daneben als Aussprachegremium der Deutschen Ärzteschaft. Insgesamt sind im Präsidium z. Z. 73 Mitglieder mit 73 Stimmen vertreten. Davon gehören den Vertretern der niedergelassenen Ärzteschaft und der KBV insgesamt 28 Stimmen. Hinzu kommen noch die Stimmen der Vertreter der Landesärztekammern und des Vorstandes der Bundesärztekammer, die zumindest - schon durch das Wahlsystem garantiert - der niedergelassenen Ärzteschaft sehr nahestehen, mit insgesamt 23 Stimmen. Zugezählt müssen auch die Stimmen der Ehrenpräsidenten der Deutschen Ärztetage, die für jeweils drei Jahre ebenfalls dem Präsidium des Deutschen Ärztetages angehören mit 3 Stimmen und ebenso der Hauptgeschäftsführer der BÄK mit einer Stimme.

Insgesamt kann also davon ausgegangen werden, daß im Präsidium des Deutschen Ärztetages 55 von 73 Stimmen der Gruppe der niedergelassenen Ärzte gehören. Damit haben diese dort eine solide Dreiviertelmehrheit aller Stimmen. Bei einem Anteil von 48 % an der Gesamtärzteschaft 1970 (120, 70) ergibt sich eine erhebliche Überrepräsentation der niedergelassenen Ärzte im Präsidium des Deutschen Ärztetages. (niedergelassene Ärzte einschl. leitender Krankenhausärzte), die zweitgrößte Ärztegruppe in der BRD, die angestellten Ärzte, hatte 1970 einen Anteil von 34 % (einschl. Pflicht- und Medizinalassistenten) an der Gesamtärzteschaft.

Im Präsidium des Deutschen Ärztetages sind sie dagegen nur mit 6 Mitgliedern und Stimmen vertreten. Dies entspricht einem Anteil von ca. 8 %. Die angestellten Ärzte sind also im Präsidium stark unterrepräsentiert. Dies gilt auch für die Ärzte in der Verwaltung und im öffentlichen Gesundheitswesen.

Die eindeutige Mehrheit der niedergelassenen Ärzte im Deutschen Ärztetag und im Präsidium des Deutschen Ärztetages und der daraus resultierende dominierende Einfluß der niedergelassenen Ärzte im Vorstand der BÄK garantieren eine eindeutige Interessennahme der BÄK für die niedergelassene Ärzteschaft. Dabei soll nicht übersehen werden, daß diese insgesamt in mehrere Interessengruppen gespalten ist, wie zum Beispiel in die Praktischen und in die Fachärzte. Ihr Einfluß in den grundsätzlichen Fragen der niedergelassenen Ärzteschaft, wie in bezug auf das Monopol der ambulanten Behandlung der Bevölkerung ist dadurch aber nicht tangiert.

3.2. Die Funktion des niedergelassenen Arztes im Gesundheitssystem der Bundesrepublik Deutschland

Die Einstellung der niedergelassenen Ärzte zu den aktuellen Fragen der Gesundheitsversorgung der Bevölkerung der BRD, nicht zuletzt die Einstellung der ärztlichen Berufs- und Standesorganisationen zum Numerus clausus in der Allgemeinen Medizin, ist weitgehend geprägt durch die historischen Bedingungen, denen der Ärztestand in den letzten hundert Jahren gegenüberstand. Zentraler Punkt der Auseinandersetzung der Ärzteschaft mit gesellschaftlichen Interessen vertreten durch Gewerkschaften, Krankenkassen etc. ist die Einrichtung und der Ausbau einer gesetzlichen Krankenversicherung (GKV). In einem ersten Schritt soll daher die Entwicklung der GKV und ihre Auswirkungen auf die gesellschaftliche Stellung der Ärzteschaft dargestellt werden. Anschließend soll untersucht werden, welche Auswirkungen die Entwicklung der GKV auf das Bewußtsein der Ärzteschaft gehabt hat, bzw. ob sich hier Ansatzpunkte für die Erklärung der Einführung des Numerus clausus und das Bewußtsein der Medizinstudenten in Bezug auf ihr Studium ergeben.

Die Entwicklung der Gesetzlichen Krankenversicherung und ihre Auswirkungen auf die Lage der Ärzteschaft

Vor der Einführung der GKV in Deutschland gab es etwa 600 freie Hilfskassen mit um 1.800 ca. 840 000 Versicherten. Diese Kassen arbeiteten nach dem Kostenerstattungsprinzip, d.h. sie zahlten ihren Mitgliedern die verausgabten Mittel nach bestimmten Sätzen zurück. Zum Teil wurde ein minimales Krankengeld gezahlt. Kostenlose ärztliche Behandlung zählte nicht zu den Versicherungsleistungen. Darüberhinaus gab es erste Regelungen für Angestellte in der Gesindeordnung von 1810 und dem preußischen Gesetz über die gewerblichen Unterstützungskassen von 1854, sowie im Allgemeinen Deutschen Handelsgesetzbuch von 1861.

Zur Behandlung solcherart versicherter Patienten schlossen die Kassen Verträge mit den einzelnen Ärzten ab. Die Honorarfrage war nicht geregelt und wurde zwischen Ärzten und Kassen jeweils ausgehandelt. Die einsetzende Industrialisierung im Deutschen Reich verschärfte die gesundheitliche und ökonomische Notlage weiter Teile der Bevölkerung. Hatten im agrarischen Deutschland noch weitgehend die Familien die Funktion übernommen, die Kranken und Arbeitsunfähigen zu pflegen und mitzuernähren, so wird dies in den städtischen, proletarischen Kleinfamilien unmöglich. Darüberhinaus wurde die menschliche Arbeitskraft als Ware kostbarer, damit stieg auch die Anstrengung, diese so lange wie möglich zu erhalten.

Die Hilfskassen waren nicht in der Lage, die Funktion der gesundheitlichen Sicherung in diesem Rahmen zu übernehmen. Daher wurde, eingeleitet durch die Kaiserliche Botschaft vom 17.11.1881, im Jahre 1883 das Gesetz über die soziale Krankenversicherung erlassen, die zunächst nur für die gewerblichen Arbeiter galt.

Dieses Gesetz war erlassen worden, um die innenpolitische Lage zu stabilisieren und gleichzeitig die Sozialdemokratie unterdrücken zu können. Das Gesetz hatte den Zweck, "die Heilung der sozialen Schäden nicht ausschließlich im Wege der Repression sozialdemokratischer Ausschreitungen, sondern gleichmäßig auf dem der positiven Förderung des Wohles der Arbeiter zu suchen" (37).

Das Gesetz verpflichtete die Krankenkassen vom Beginn der Krankheit an freie ärztliche Behandlung zu gewähren, sowie für den Fall der Erwerbsunfähigkeit vom dritten Tage der Erwerbsunfähigkeit an, einen Krankengeldzuschuß zu gewähren.

Der Arbeitgeber hatte ein Drittel der Beiträge der zwangsversicherten Arbeiter an die Krankenkassen zu bezahlen. Dafür erhielt dieser als Äquivalent ein Drittel der Stimmen in den Organen der Krankenkassen. Dem Gesetz über die Krankenversicherung folgten in den

Jahren 1884 und 1889 mit der gleichen Zielsetzung das Unfallversicherungsgesetz und das Gesetz über die Invaliditäts- und Alterssicherung.

Im Zuge der Revisionsgesetzgebung zwischen 1885 und 1903 wurden auch die Arbeiter des Transportgewerbes und die Handelsgehilfen in das System der sozialen Krankenversicherung mit einbezogen. Insgesamt waren um die Jahrhundertwende bereits ca. 10 Mill. Personen versichert. Mit der gleichen Ausweitung des Kreises der Pflichtversicherten ging eine Ausweitung der Rechte der Kassen gegenüber den Ärzten einher. So wurden die Kassen mit dem Abänderungsgesetz vom 10. 4. 1892 ermächtigt, die gesundheitliche Versorgung der Pflichtversicherten nur durch bestimmte Ärzte, Apotheken und Krankenhäuser vorzunehmen. Die Gestaltung der Arztverträge und insbesondere die Honorarfragen wurden auch hier gesetzlich nicht geregelt.

Die steigende Zahl der Pflichtversicherten einerseits und das Recht der Krankenkassen andererseits nur mit bestimmten Ärzten Verträge abzuschließen, machte die Kassen zu Nachfrageoligopolen. Diese waren dem einzelnen Arzt, mit dem sie Verträge abschlossen, weit überlegen. Dadurch wurde die Ärzteschaft gezwungen, ihr Angebot an ärztlichen Leistungen ebenfalls zu konzentrieren. Als Folge wurde im Jahre 1900 von dem Arzt Hartmann der Leipziger Verband gegründet (später Hartmannbund). Dieser nahm den Kampf um das Kassenarztrecht auf. Dabei wurden die folgenden Forderungen erhoben:

- Zulassung aller im Leipziger Verband organisierten Ärzte zur Kassenpraxis,
- Durchsetzung von Kollektivenverträgen gegenüber den herrschenden Einzelverträgen,
- Behandlungs- und Verordnungsfreiheit der Ärzte, sowie
- Honorierung nach Einzelleistungen.

Durch die dauernden Erhöhungen der Pflichtversichertengrenze erreichte der Konflikt zwischen den Krankenkassen und der Ärzteschaft mit dem Reichsversicherungsordnungs(RVO)-Entwurf einen Höhepunkt. Die RVO dehnte die Versicherungspflicht auf die gesamte Lohnarbeiterschaft, etwa 30 % aller Arbeitnehmer, aus. Gleichzeitig wurde mit der RVO die Zahl der Krankenkassen von insgesamt 22 000 auf 13 500 verringert, was eine weitere erhebliche Konzentration bedeutete.

In der Reichsversicherungsordnung wurden alle Gesetze über Versicherungen (Krankenversicherung, Unfallversicherung, Alters- und Invaliditätsversicherung) zusammengefaßt.

Das Verhältnis der Ärzte zu den Krankenkassen blieb im wesentlichen unverändert. Es wurde lediglich festgestellt, daß die Beziehung in einem schriftlichen Vertrag zu regeln seien und die Kassen die Bezahlung anderer Ärzte als der, die mit ihr Verträge haben, ablehnen kann. Gleichzeitig wurde der staatliche Einfluß auf die Kassen vergrößert. Eine staatliche Aufsichtsbehörde bekam das Recht, die gesundheitliche Versorgung der Bevölkerung durch Krankenkassen wie auch durch die Ärzteschaft zu überwachen.

Zu erheblichen Spannungen führte die Tatsache, daß auch mit der RVO die Zulassung der Ärzte zur Kassenpraxis und die Honorarbemessung allein in der Zuständigkeit der Krankenkassen verblieb. Der Leipziger Verband und der Deutsche Ärztebund drohten daraufhin mit einem groß angelegten Streik, der erst in letzter Minute durch die Schlichtung des zuständigen Reichsministers im "Berliner Abkommen vom 23.12.1913" abgewendet werden konnte.

Das Berliner Abkommen war ein Kompromiß. Die Ärzte erreichten nicht die freie Zulassung zur Kassenpraxis und mußten sich mit einer Verhältniszahl zufrieden geben. Die Verhältniszahl sah vor, daß auf 1350 Versicherte mindestens ein Kassenarzt zugelassen werden sollte. Die Kassen mußten sich als Gegenleistung mit dieser für sie ungünstigen Relation zufrieden geben.

Es gelang den Ärzten nicht, den privatrechtlichen Einzelvertrag zwischen Kassen und Arzt durch einen Kollektivvertrag abzulösen. Allerdings wurde sein Inhalt von einem paritätischen besetzten Ausschuß festgestellt. Dabei sollten bei der Vergütung die Leistungsfähigkeit der Kassen und die ärztlichen Ansprüche in angemessener Form unter Berücksichtigung der örtlichen Verhältnisse beachtet werden. Insgesamt wurde das Monopol der Krankenkassen zugunsten der Ärzte eingeschränkt.

Nach Beendigung des Ersten Weltkrieges wurde die durch das Berliner Abkommen zeitweise gefundene Balance zerstört. Die ständig steigende Abhängigkeit der Ärzteschaft von den Kassen durch die Erweiterung des Versichertenkreises, die organisatorische Überlegenheit der Kassen, die Auswirkungen der Inflation und die daraus entstehenden Bemühungen der Gewerkschaft, die GKV zu einem staatlichen Volksversorgungssystem auszubauen, verschärften die Lage ständig und führte zu verschiedenen Ärztestreiks sowie Kündigung des Berliner Abkommens von beiden Seiten.

In dieser Situation griff der Staat massiv ein. In einem Gesetz zur Änderung der RVO wird 1922 der Reichsarbeitsminister ermächtigt, im Bedürfnisfall den Krankenkassen weitere Kompetenzen bei der Gewährung barer Leistungen an die Versicherten zu gewähren. Am 30.10.1923 wurde durch eine Verordnung der Reichsregierung bestimmt, daß ein Reichsausschuß für Ärzte und Krankenkassen gebildet werden sollte, der über Vereinbarungen hinsichtlich der Zulassung der Kassenärzte, den allgemeinen Inhalt von Ärzteverträgen, über die Art und Höhe der Vergütung der ärztlichen Leistungen, beraten sollte. Gleichzeitig bestimmte eine Verordnung, daß Krankenhausärzten fristlos gekündigt werden konnte, wenn sie das notwendige Maß der Verschreibungen von Medikamenten überschritten.

Der Protest der Ärzteschaft, der bis zur Streikdrohung ging, führte zu einer in bezug auf das Kündigungsrecht der Kassen den Ärzten gegenüber modifizierten Verordnung.

Der Kampf der Ärzte gegen die Krankenversicherung wurde durch eine Vielzahl von Publikationen und durch die Hugenbergsche deutsch-nationale Presse unterstützt. So schrieb E. Liek, in seinem 1926 erschienenen Buch 'Arzt und seine Sendung' (60): "Die Krankenversicherung untergräbt die Mannhaftigkeit, führt notwendig zu körperlicher und seelischer Verweichlichung" (60, 49). Die Krankenversicherung führt nicht nur zur körperlichen Verweichlichung, sondern auch zu moralischer Entartung" (60, 52). Hugenberg fordert eine Umorganisierung der Sozialversicherung, die Eliminierung aller staatlichen Organe aus dem Versicherungswesen und die rigorose Einschränkung der Leistungen. Einen Höhepunkt des ideologischen Feldzuges gegen die Sozialenversicherungen bildet das Buch von Professor E. Horneffer 'Frevel am Volk', wobei der Frevel am Volk eben gerade die Sozialversicherung war. Er schreibt: "Der Achtstundentag für Arbeiter und Angestellte ist ein Ausnahmegesetz. Man braucht nur einen Schritt weiterzugehen, dann hat man den vollen Bolschewismus" ... "das Arbeitsgesetz zur allgemeinen Begrenzung der Arbeitszeit ist ein unsittliches Gesetz, ein Gesetz, das wider die guten Sitten verstößt. Der Fleiß ist der Vater aller Tugenden. Ein Gesetz, das den Fleiß verbietet, ist ein Frevel am Volk" (40, 19 f.).

In einer weiteren Verordnung, der "4. Verordnung des Reichspräsidenten zur Sicherung von Wirtschaft und zum Schutze des inneren Friedens" vom 8.12.1931 wurde durch die Festsetzung einer neuen Richtzahl von 1 : 600 statt der bisherigen Höchstzahl für das Verhältnis von Kassenarzt zu Versicherten der Konflikt zwischen den Kassenärzten und den Krankenkassen auf das Honorarsystem verlagert. Der kassenärztliche Dienst wurde durch Gesamtverträge zwischen den Krankenkassen und den ärztlichen Berufsorganisationen, später den öffentlich-rechtlichen KVs, geregelt.

Für die ärztlichen Dienste zahlten die Krankenkassen an die Kassenärztlichen Vereinigungen Kopfpauschalen. Diese verteilte die Beträge nach einem mit den Krankenkassen vereinbarten Maßstab an die einzelnen Kassenärzte. Die Garantie für die Einhaltung der getroffenen Vorschriften hatte die ärztliche Berufsorganisation zu übernehmen. Die Kassenärztlichen Vereinigungen wurden am 2.8.1933 durch Verordnungen zu den Trägern der Beziehung der Kassenärzte zu den Krankenkassen bestimmt. Die KVs waren in der Kassenärztlichen Vereinigung Deutschlands zusammengeschlossen.

Reichsführer der KVD wurde der Vorsitzende des Hartmannbundes. Obwohl in dieser Verordnung nicht der rechtliche Status der KVD bestimmt wird, ist aus den der KVD zugeschriebenen Funktion, ihren Rechten und Pflichten zu erkennen, daß diese nicht einem privatrechtlichen Verein, sondern nur einer Körperschaft des öffentlichen Rechts zugewiesen werden können. Die Verordnung vom 8.12.1931 im Verein mit der vom 2.8.1933 brachte mit den Bestimmungen zur Krankenversicherung die Geburtsstunde des noch heute gültigen Kassenarztrechts.

Parallel hierzu erhielten auch die in unterschiedlichen Konzeptionen existierenden Ärztekammern eine neue rechtliche Gestaltung. In der Reichsordnung vom 13.12.1935 wurde festgestellt, daß der Arztberuf kein Gewerbe ist, sondern zum Dienst an der Gesundheit des einzelnen Menschen und des gesamten Volkes berufen ist. Und somit eine öffentliche Aufgabe erfüllt. Die deutsche Ärzteschaft, die nach § 19 dazu ausersehen ist, zum Wohle von Volk und Reich für die Erhaltung und Hebung der Gesundheit, des Erbguts und der Rasse des deutschen Volkes zu wirken, wird vertreten durch eine Reichsärztekammer und deren Untergliederungen, die als solche Körperschaften des öffentlichen Rechts sind. Mit Inkrafttreten dieses Gesetzes wird der Deutsche Ärztevereinsbund aufgelöst, deren Rechtsnachfolgerin die Reichsärztekammer wird.

Nach 1945 splitterten sich die Reichsverbände der Krankenkassen, der Reichsausschuß für Ärzte und Krankenkassen und die KVD auf, ohne daß diese offiziell aufgelöst oder das Gesetz, auf dem sie beruhten, aufgehoben wäre. Bei der Reorganisierung des Gesundheitswesens kam es zu heftigen Meinungsverschiedenheiten innerhalb der Ärzteschaft. Einige Länder führten ein neues Kassenrecht ein, andere übernahmen das Reichsgesetz als Landesgesetz. Auch die im Dritten Reich abgeschlossenen Entwicklungen der ärztlichen Vertretung durch zwei Körperschaften des öffentlichen Rechts kam in die Diskussion. So gliederte beispielsweise L. Sievers, der Präsident der Landesärztekammer Niedersachsen, die dortige Kassenärztliche Vereinigung als 'Kassenärztliche Abrechnungsstelle' in die Ärztekammer ein. Auch Thieding, der langjährige Vorsitzende des Hartmannbundes, machte den Vorschlag, die Kassenärztlichen Vereinigungen aufzulösen und die von ihr besorgten Belange der Kassenärzte durch Kassenärztliche Abrechnungsstellen innerhalb der einzelnen Ärztekammern erledigen zu lassen.

Die zaghaften Reformversuche der ersten Nachkriegsjahre verpufften jedoch bald im Sog der einsetzenden Restauration der Aera des "Wirtschaftswunders".

Die Entwicklung des Systems der Gesetzlichen Krankenversicherung in der BRD knüpfte an den Stand an, der durch die Notverordnung von 1931 erreicht worden war. Allerdings brachte es für die Kassenärzte gegenüber den Kassen einige Vorteile. Das Arztsystem blieb als beschränkt freie Arztwahl vorgeschrieben, die Verhältniszahl wurde auf 1 Arzt zu 500 Versicherten gesenkt. Die Bestimmungen zur Kontrolle der Behandlungs- und Verschreibsweise wurden gemildert. Weiterhin wurde den Kassenärztlichen Vereinigungen die Aufgabe übertragen, nach § 368n., Abs. 1 dafür zu sorgen, daß die Kassenärztliche Versorgung den gesetzlichen und vertraglichen Erfordernissen entspricht. Daraus hat die niedergelassene Ärzteschaft die alleinige Verantwortung für die ambulanten Versorgungen der Bevölkerung abgeleitet und diesen Anspruch auch im politischen Feld durchgesetzt.

Insgesamt wurde in der BRD das Kassenarztsystem so übernommen, wie es in der Zeit bis zur Machtergreifung durch den Nationalsozialismus entwickelt worden war. Lediglich die Besetzung der Organe der Ärzteschaft wurde geändert. Wurden damals die Funktionäre der Organe von oben nach unten bestimmt, so wählen in der BRD die ärztlichen Berufs- und Standesorganisationen ihre Funktionäre mehr oder weniger von unten nach oben.
In den Jahren 1958 bis 1962 versuchte die Bundesregierung eine Reform der GKV durchzusetzen, die vor allem auch eine Reform des Kassenarztrechts sein sollte. So war unter anderem auch die freie Zulassung zur Kassenpraxis vorgesehen, das Honorarsystem sollte ausschließlich nach Einzelleistungen geregelt werden. Korrigierend dazu sollte die Selbstverwaltung der Ärzte eingeschränkt werden. Die Gesetzesentwürfe stießen auf den geschlossenen und entschiedenen Widerstand der ärztlichen Berufs- und Standesorganisationen. Über massive Propagandakampagnen und direkte Intervention der obersten Ärztefunktionäre beim Bundeskanzler unter Ignorierung des zuständigen Ressortministers wurden alle Gesetzesentwürfe zu Fall gebracht (ausführlicher s. unter Punkt 4).

Durch die Entwicklung eines Gesundheitssicherungssystems durch die Ausweitung der Gesetzlichen Krankenversicherung u. a. verändert sich die ärztliche Marktlage sowie ihre Arbeitssituation grundlegend. Vor Einführung der Gesetzlichen Krankenversicherung 1883 trat der Arzt zu seinem Kunden, dem Patienten, in eine direkte soziale und wirtschaftliche Beziehung. Der Arzt bot auf dem Markt seine Leistung an, der Kunde kaufte diese und bezahlt dafür direkt an den Arzt.

Durch den allgemeinen Ärztemangel erlangte die Ärzteschaft gegenüber den potentiellen Patienten ein Übergewicht. Dieses Übergewicht drückte sich aus in hohem Einkommen sowie hohem gesellschaftlichen Status und Prestige.

Da durch das bestehende Arztsystem die gesundheitliche Versorgung der arbeitenden Bevölkerung im weiten Maße nicht garantiert war, die Gesundheit dieser Schichten in zunehmendem Maße jedoch wichtig wurde für die Weiterentwicklung des wirtschaftlichen Systems im Deutschen Reich, wurde das politische System zur Intervention und zur Errichtung der Gesetzlichen Krankenversicherung und deren Ausbau gezwungen. An die Stelle der direkten wirtschaftlichen Beziehung des Arztes zum Patienten trat die Dreiecksbeziehung zwischen Arzt, Patient und Krankenkasse. Nicht mehr der Patient entlohnte den Arzt, sondern die Krankenkasse.

In zunehmendem Maße griff der Gesetzgeber verfahrensrechtlich in das Arztsystem ein. "Das Arztsystem im engeren Sinne, das Honorierungssystem auch die Höhe der Honorierung, die Struktur der GO, die Behandlungs- und Verordnungsweise sind heute maßgeblich nicht mehr vom Einzelarzt, auch nicht mehr durch ein System von Vertragspartnern, sondern politisch vom Gesetzgeber her bestimmt" (70, 64).

Die Vergesellschaftung der ärztlichen Leistungen, die resultiert aus einer sich ständig ausweitenden Vergesellschaftung der gesundheitlichen Bedürfnisse der Bevölkerung ist maßgeblich initiiert und gekennzeichnet durch den steigenden staatlichen Einfluß auf das Gesundheitssystem.

Diese bei den Ärztefunktionären als 'Sozialisierung des Arztberufes' beklagte Entwicklung hatte dem Ärztestand als Ganzes erhebliche Privilegien und Vorteile eingebracht. Dem Arztberuf ist in Bezug auf die Ausübung seiner Tätigkeit zweimal ein Monopol zugesprochen worden. 1911 wurde die Ausübung der Heilkunde in der RVO nur approbierten Ärzten zugeschlagen. Seitdem werden im Rahmen der Gesetzlichen Krankenversicherung, die heute fast 90 % der Bevölkerung erfaßt, Heilmaßnahmen von Heilpraktikern etc. nicht mehr honoriert. Die Ausübung der Heilkunde durch Nicht-Approbierte spielt seitdem für die Gesundheitsversorgung der Bevölkerung in Deutschland keine Rolle mehr Das zweite Monopol erhielten die Kassenärzte in der Bundesrepublik Deutschland 1955 durch das Gesetz über das Kassenärzterecht. Seitdem ist nur der niedergelassene Kassenarzt für die ambulante gesundheitliche Versorgung der Bevölkerung zuständig.

Diese Stellung der Kassenärzte im Verein mit dem Honorarsystem garantiert den Ärzten ein Spitzeneinkommen unter Ausschaltung interner Konkurrenz.

Im Verlauf der Auseinandersetzung um die Entwicklung eines sozialen Systems der Gesundheitssicherung lassen sich für die Kampfesführung der ärztlichen Berufs- und Standesorganisationen 2 Hauptabschnitte unterscheiden. Mit der Einführung der gesetzlichen Krankenversicherung entbrennt der Kampf der Ärzteschaft gegen die Krankenkassen als Träger der Krankenversicherung mit dem Ziel der Abschaffung der Gesetzlichen Krankenversicherung. Mit der Ausdehnung des Systems der Gesetzlichen Krankenversicherung verlagert sich der Kampf der Ärzte einerseits auf die Zulassung zur Kassenarztpraxis auf die Frage der Vertragsabschließung und des Honorierungssystems, während andererseits versucht wird, die Gesetzliche Krankenversicherung, wenn sie schon nicht mehr rückgängig zu machen ist, sie doch zu mindest so weit wie möglich einzugrenzen auf die sozial schwächsten Schichten. Dieser Kampf wird geführt bis zum Jahr 1955, als in der BRD mit der Verabschiedung des Kassenarztrechts für die Ärzteschaft eine neue Lage geschaffen ist. Der neuformulierte § 368 der RVO lautete: "Die Kassenärztlichen Vereinigungen und die Kassenärztliche Bundesvereinigung haben die ... den Krankenkassen obliegende ärztliche Versorgung sicherzustellen und den Krankenkassen und ihren Verbänden gegenüber Gewähr dafür zu übernehmen, daß die Kassenärztliche Versorgung den gesetzlichen und vertraglichen Erfordernissen entspricht".

Dieser sog. Sicherstellungsauftrag an die deutsche Ärzteschaft verschaffte den Ärzten das Monopol der ambulanten gesundheitlichen

Versorgung der Bevölkerung der BRD und zusätzlich die Möglichkeit der Entscheidung darüber, wie diese Versorgung organisiert ist. Damit hatte die Ärzteschaft eine Stellung im Gesundheitswesen erobert, die einzigartig in der Berufsgeschichte der Ärzteschaft ist.

Vor der Einführung der Gesetzlichen Krankenversicherung war es völlig freigestellt, wer, wo, aus welchem Grund und in welcher Weise ärztliche Behandlung in Anspruch nahm. Die Ärzteschaft stand in heftiger Konkurrenz zu Heilpraktikern, Quacksalbern und sonstigen nicht akademischen Heilkundigen. Innerhalb der Ärzteschaft gab es heftige Auseinandersetzungen um die kleine zahlungskräftige Klientel. Darüberhinaus konnten die bestehenden Kassen ihre eigenen gesundheitlichen Einrichtungen unterhalten. Mit Einrichtungen der Gesetzlichen Krankenversicherung und der Verabschiedung der RVO wurde dem Arzt, de facto das alleinige Recht auf die gesundheitliche Versorgung der Bevölkerung zuerkannt. Der niedergelassene Arzt hatte sich nur noch mit Eigeneinrichtungen der Krankenkasse auseinanderzusetzen, die für den Kreis der Pflichtversicherten die gesundheitliche Versorgung übernehmen konnten. Diese Einrichtungen haben allerdings nie über längere Epochen für das Gesundheitssicherungssystem der BRD bzw. des Deutschen Reiches eine entscheidende Rolle gespielt. Mit der Neufassung des § 368 der RVO wird diese letzte mögliche Konkurrenz für die niedergelassenen Ärzte beseitigt.

Folgerichtig werden die ärztlichen Berufs- und Standesorganisationen in den kommenden Auseinandersetzungen um eine Reform der GKV zu den entschiedensten Verteidigern des status quo in der GKV. Die Zielrichtung ärztlichen Argwohns richtet sich konsequent auf die Institutionen, die die Möglichkeit haben, den status quo in der GKV zu verändern.

Die ärztlichen Ideologien und deren Funktion

Der Mythos des Hausarztes

Eine historische Untersuchung +) der ärztlichen Versorgung der Bevölkerung zeigt, daß die ärztliche Versorgung auf dem Land immer unzureichend war, daß sie, wenn überhaupt, in den großen Städten relativ ausreichend war. Im Mittelalter gab es so wenige Ärzte, daß diese namentlich bekannt sind. Dieses Verhältnis hat sich auch bis in das 19. Jahrhundert hinein und im 19. Jahrhundert nicht verändert. Stürzbecher (111) hat festgestellt, daß sich das ganze 19. Jahrhundert hindurch nur sehr wenig an der äußerst mangelhaften ärztlichen Versorgung der Bevölkerung geändert hat. So standen in Stralsund im Jahre 1816 bei 15 690 Einwohnern 6 Ärzte und 3 Wundärzte zur Verfügung, 1871 waren es bei 26 731 Einwohnern 16 Ärzte und 3 Wundärzte. In der gesamten Kurmark gab es 1750 nur 51 Ärzte, davon mehr als die Hälfte in Berlin. Im Jahre 1802 waren es 114 Ärzte, davon mindestens 65 in Berlin. In seiner 'Medizinischen Topographie' für Berlin von 1796 stellt L. Formey (28) heraus: "Berlin hat gewöhnlich zwischen 40 und 50 praktischen Ärzten, und dies wäre für den Umfang der Stadt und die Bevölkerung derselben keine übermäßige Anzahl, wenn sie nicht angeführtermaßen in ihren Rechten stets beeinträchtigt würden-... Die bürgerliche Verfassung der Ärzte ist bei uns wie aller Orten äußerst fehlerhaft. So lange der Staat nicht selbst die Ärzte besolden wird, werden alle Maaßregeln und Gesetze nicht im Stande seyn, die Medicinalverfassung zu der Vollkommenheit zu bringen, derem sie, an und für sich, fähig wäre".

Die Grundlage der medizinischen Versorgung in dieser Zeit war die Familie. Der Arzt hatte einen kleinen und festen Stamm von

---

+) Zur Frage der gesundheitlichen Versorgung im Feudalismus und frühen Kapitalismus, siehe auch: Hans See: Die Gesellschaft und ihre Kranken, Reinbek 1973, rororo aktuell, 1598.

Klienten mit geringer Fluktuation. Er hatte sich um das leibliche Wohl dieser Familien zu kümmern und bekam dafür eine Jahrespauschale bezahlt.

Er hatte meist mit Gesunden zu tun, konnte aber in der Regel nur wenige Familien betreuen. Daher fiel sein Jahreshonorar insgesamt relativ niedrig aus. Folglich war es an der Tagesordnung, daß die wirtschaftlichen Lage der Hausärzte nicht ihrem sozialen Status entsprach.

Aber auch der soziale Status des Hausarztes war nicht so hervorragend, wie ärztliche Standespolitiker heute der Ärzteschaft immer wieder glauben machen wollen. Um die soziale Stellung des Hausarztes richtig einschätzen zu können, muß ein kurzer Rückblick in die Geschichte genügen. Mindestens seit der Zeit des Absolutismus hielten sich die Könige und Fürsten Leibärzte. Als das Bürgertum in der Folgezeit zum Dritten Stand aufstieg und Wohlstand und Ansehen erlangte, kopierte es, um seinen neuen Status zu demonstrieren, den königlichen Brauch und stellte sich im Verein mit einigen anderen Familien ihren Leibarzt, den Hausarzt, an. Der Hausarzt war also von seiner beruflichen Stellung her bei weitem nicht als Freiberuflicher, sondern als Angestellter einzuschätzen. Seine Stellung war dem entsprechend. Im Roman "Die Buddenbrocks" von Thomas Mann, sitzt der Hausarzt Dr. Grabow, daher auch 'unten am Tisch' direkt neben der Gouvernante. Da der Hausarzt seine ärztlichen Leistungen nur an sehr wenige verkaufen konnte, fiel das beanspruchte Honorar entsprechend hoch aus. Deshalb war auch nur das Besitzbürgertum in der Lage, sich ärztlicher Leistungen zu versichern. Die Höhe der Honorare schloß strikt alle anderen Schichten von der Behandlung aus. So berichtet der Kreisarzt von Cloppenburg im Oldenburgischen, daß im Jahre 1856 mindestens 80 % aller Kranken unbehandelt blieben (19).

Auch die Verpflichtung der Ärzte, Arme unentgeltlich zu behandeln, ist von den Ärzten nicht sehr ernst genommen worden. Stürzbecher (111) fand heraus, daß die Berliner Wundärzte 1737 die Forderung, auch die Armen zu behandeln, explizit und nachdrücklich ablehnten. Daher wurden in den großen Städten bereits im 17. Jahrhundert eigens Armenärzte eingestellt.

Bis zur Einführung der Gesetzlichen Krankenversicherung im Jahre 1883 ist der Arzt in der Regel Leibarzt gewesen, erst der der Könige und Fürsten, später der des Besitzbürgertums. Nur wenige und zu diesem Zweck besonders angestellte Ärzte waren bereit sich der Armenbehandlung anzunehmen. Seine wirtschaftliche Lage war oft sehr kümmerlich, zum Teil mußten die Ärzte sogar noch nebenberuflich tätig werden. Auch die gesellschaftlichen Stellungen der Ärzte waren keineswegs überragend.

Die Ärzteschaft identifizierte sich und ihre Stellung mit der Klasse, der sie diente, den Adligen und dem Besitzbürgertum. Da sie es nur mit Leuten 'von Stand' zu tun hatten, glaubten sie selbst 'von Stand' zu sein. Ihre scheinbare Berufsrealität vertraten sie daher als Standespolitik.

Die Realität des ärztlichen Standes vor Einführung der Gesetzlichen Krankenversicherung stimmt also in keiner Weise mit dem Bild vom Hausarzt überein, das die heutigen Standesfunktionäre immer noch pflegen. Der Hausarzt stand wirtschaftlich keineswegs gut da, er war in abhängiger Stellung, sein gesellschaftliches Ansehen war ebenfalls nicht hoch und mit der ethischen Haltung des Hausarztes stand es erst recht nicht gut. Erst mit der Einführung der GKV konnte der Arzt sich tendenziell aus seiner Stellung als Abhängiger der herrschenden Klasse lösen, er bekam das Behandlungsmonopol für Krankheiten, welches er sich zuvor mit einer Vielzahl anderer Heilberufe hatte teilen müssen. Obwohl der Arzt mit der Einführung der GKV sich mehr und mehr auch den ärmeren Schichten zuwandte und auch zuwenden mußte, verharrte er in seinen alten Vorstellungen und Idealen, in seiner Fiktion auf die herrschende Klasse.

Der sich immer mehr verschärfende Widerspruch zwischen den traditionellen ärztlichen Berufsidealen und der ärztlichen Berufsrealität führte zur ständigen Verfälschung der ärztlichen Realität und einer Reduktion ärztlichen Bewußtseins auf ein Bewußtsein frei vom Zwang, sich der Volksmasse zuwenden zu müssen. Hinzu kam der Durchbruch der naturwissenschaftlichen Medizin. Der Arzt wurde zum Wissenschaftler. Hatte ihn zuvor in der Behandlung Kranker nichts wesentliches von nichtakademischen Heilberufen unterschieden, so hatte er jetzt zunehmend Techniken zur Hand, die wirkliche Hilfe versprachen.

Die Flucht der Ärzteschaft in das Ideal des Hausarztes hat seine Wurzel in der Radikalität, mit der die Ärzte mit Einführung der Sozialgesetzgebung in eine neue Berufsrealität gestoßen wurden. Die Identifikationskrise, die dadurch entstand, daß der Arzt nicht mehr allein für das Besitzbürgertum zuständig war, sondern im Zuge der Verknappung der menschlichen Arbeitskraft mit einsetzender Industrialisierung, auch die Menschen zu behandeln hatte, und mittelbar auch von diesen bezahlt wurde, denen er sich sonst allenfalls aus Barmherzigkeit zugewendet hätte und zunehmend ökonomisch abhängig wurde von den Krankenkassen, löste die Ärzteschaft dadurch, daß sie diese Realität in ihrem Bewußtsein nur als Zwang gegen ihre Natur empfand und zugunsten des alten Ideals verdrängte. Das Beharren auf dem Idealbild des Hausarztes ist als Demonstration der Parteinahme der Ärzteschaft für die Besitzenden zu interpretieren.

Erklärt die obige Interpretation unter Umständen die Entstehung des Hausarztideals, so erklärt sie jedoch keineswegs, warum sich dieses bis heute so ausgeprägt halten konnte, obwohl sowohl der Fortschritt der Sozialen Krankenversicherung noch die Irrealität des Hausarztideals von niemandem mehr ernstlich bestritten wird. Für das Verharren dieser Ideologie lassen sich drei Hauptgründe anführen:
Zum einen ist dies ein Indiz dafür, daß die Ärzteschaft sich heute

noch eindeutig mit den Machthabern, den Starken in der Gesellschaftsordnung der BRD identifizieren. Ihre Stellung bei der Entscheidung des Krank- bzw. Gesundschreibens von Arbeitern unterstreicht diese Position. Das Hochhalten des Hausarztsystems ist daher ein Protest gegen die 'Sozialisierung' der ärztlichen Betreuung dergestalt, daß die gesamte Bevölkerung in den Genuß dieser kommt.

Des weiteren ist die Propagierung des Hausarztideals besonders dazu geeignet, Einigkeit unter den Ärzten herzustellen. Denn wahrscheinlich zum letzteren Mal war sich die Ärzteschaft als Berufsstand in ihrer Ablehnung der GKV einig. Seit dieser Zeit hat es innerhalb der Ärzteschaft ständig und in einer Vielzahl von Fällen, Uneinigkeit und Konkurrenzkampf gegeben.

Drittens eignet sich das Hausarztideal unter Einbeziehung der oben aufgeführten Gründe als Ideologie der Ärzteschaft besonders gut, weil seitdem die Ärzteschaft unfähig gewesen ist, einen positiven Beitrag zur Entwicklung des Gesundheitswesens zu leisten, geschweige denn in der Lage gewesen wäre, dem ungeliebten System der Gesetzlichen Krankenversicherung ein anderes, praktikables System der gesundheitlichen Versorgung der Bevölkerung entgegenzustellen.
Die ärztliche Berufspolitik ist seitdem ein Kampf um das Bestehenbleiben des jeweiligen gerade Bestehenden gegen jede Veränderung des Gesundheitssystems.

Die Selbsteinschätzung des Arztes

Bei der Untersuchung der Frage der Selbsteinschätzung der Ärzteschaft hat man zunächst die Frage zu klären, in wie weit es berechtigt ist, von den Ärzten zu sprechen, obwohl die Ärzteschaft sich längst in die unterschiedlichsten Berufsgruppen aufgegliedert hat.
Zunächst ist festzustellen, daß die Berufsgruppen der Ärzte durch ihren Bildungsweg eine besonders einheitliche geschlossene Berufs-

gruppe ist. Darüberhinaus ist die Selbstrekrutierungsrate der Allgemeinmediziner neben der evangelischer Theologen die höchste überhaupt. Daraus kann gefolgert werden, daß sowohl die allgemeine als auch die berufliche Sozialisation der Ärzte große Ähnlichkeit aufweist.

Deshalb gehen wir von der Annahme aus, daß trotz zum Teil großer Unterschiede in der berufsspezifischen Tätigkeit der einzelnen Ärzte so etwas wie ein 'common sense' hinsichtlich der Einschätzung des Arztberufes in seinen Grundwerten vorhanden ist. Dabei orientiert sich die Einschätzung der Ärzte - vermittelt durch die Hausarztideologie - am Typus des niedergelassenen Arztes. So beschreibt E. Stern (103) den Idealtypus des Arztes und führt dann aus: "Das was wir hier betrachtet haben, war im wesentlichen der ärztliche Praktiker, der seine vollkommenste Form in dem praktischen Arzt, dem alten Hausarzt findet" (103, 187).

Charakteristisch für die Selbsteinschätzung des Arztes und seiner Stellung zur Gesellschaft ist das Gefühl der Ärzte, ständig von allen mißverstanden zu werden. Sie fühlen sich, wie J. J. Rohde (90) bemerkt, in der modernen Gesellschaft materiell und/oder psychisch ausgebeutet. "Mit anderen Worten: In der Selbsteinschätzung des Arztes tritt etwas zutage, was man am besten wohl als sozialpsychologisches Überforderungssyndrom bezeichnet" (90, 41). Ein wichtiger Indikator hierfür ist die Zufriedenheit der Ärzte mit dem Einkommen. Rohde hat in seiner Untersuchung herausgefunden (90, 41), daß mehr als 75 % aller Ärzte ihr Einkommen in Relation zu ihren Leistungen als zu niedrig bemessen betrachten. Nur 20 % halten es für angemessen hoch, für zu hoch hält es praktisch niemand. Da die Ärzte real aber zu den absoluten Spitzenverdienern in der Bundesrepublik Deutschland gehören und auch in der Vergangenheit immer gehört haben, ist diese Unzufriedenheit nicht aus einer tatsächlichen schlechten Bezahlung zu erklären. Vielmehr wird man annehmen müssen, daß die Unzufriedenheit über das Einkommen in einer allgemeinen Unzufriedenheit der Ärzte zu suchen ist.

Die Ärzteschaft hat das Gefühl, die wirkliche Anerkennung durch die Gesellschaft bliebe ihr versagt. Dieses resultiert aus dem Anspruch der Ärzte, mehr als nur ein 'Handwerker in Sachen Mensch' zu sein. Ärzte fühlen sich gleichsam als Künstler oder auch als Priester. Dies findet seinen Niederschlag in einer umfangreichen Literatur, in der sich die Ärzte den von der Gesellschaft verweigerten Heiligenschein selbst umlegen. So schreibt M. Kibler (46): "Der 'Geborene Arzt' ist der, der jenes etwas hat, das Glauben erweckt - 'man hat es oder hat es nicht'. Man wird es selten dem Medizinstudenten anmerken, ob er es hat" (46, 70). Und Dr. med. H. P. Berglar-Schroer faßt wie folgt zusammen: "Der Arzt - das ist kein Beruf wie andere. ... Das Erscheinungsbild des Arztes hat sich gewandelt mit den wechselnden Zeitaltern und Kulturen. Seine Wurzeln aber sind die gleichen geblieben. Seine Wurzeln sind in dem Heilsplan Gottes eingesenkt. Der Sündenfall, die Vertreibung aus dem Paradies, ist die Geburtsstunde des Arztes. ... Vom ewigen Ratschluß her ist der Arzt determiniert" (7, 176 f.). [+)] Diese Ideologie findet ihre Entsprechung in dem sprichwörtlichen Ärzteorchester und der zur Schau gestellten Interessen für alles Musische.

Im paradoxen Gegensatz hierzu steht die hohe Zufriedenheit der Ärzte mit dem ärztlichen Beruf. In einer Untersuchung von H. Kaupen-Haas (45) stellt sie fest, daß die Ärzte ihren Beruf als sehr befriedigend bezeichnen. Rund 90 % aller Ärzte würden wieder ihren Beruf wählen, hätten sie noch einmal die Wahl. Hier offenbart sich eine masochistische Komponente in der Selbsteinschätzung der Ärzte. Obwohl das gesellschaftliche System dem

---

+) Auf den Einfluß dieser Ideologie für die Definition und das Verständnis von Krankheit kann hier nicht eingegangen werden.

'Wesen' des Arztberufes nicht gerecht wird, erfüllt der Arztberuf als solcher den Arzt mit hoher Zufriedenheit. Berglar-Schroer (7) nennt die Ursache auch beim Namen. Unsere Gesellschaft verfalle dem Kollektivismus. Damit einher gehe "die planvolle Zerstörung der Sonderstellung des Arztes im Volke" (7, 174).

Es wird deutlich, daß das oben beschriebene Überforderungssyndrom letztlich auch resultiert aus der Ideologie des Hausarztes. Diese wurde nicht zuletzt durch die Interessenpolitik der ärztlichen Berufs- und Standesorganisationen immer wieder gestärkt. Mit der Einführung der Gesetzlichen Krankenversicherung und damit des 'Kollektivismus' geht nicht nur das Arzttum sondern das Volk schlechterdings zu grunde. Womit, quasi nebenbei, ein eindrucksvoller Beweis für die Hypothese gegeben ist, daß die Ärzte als Diener der Herrschenden sich mit denen und deren Schicksal identifizieren. Parallel mit der Bestimmung des Arztes als Künstler und Priester geht die Ablehnung des Expertentums. Arzt sein und Spezialistentum stehen sich in der ärztlichen Ideologie gegenüber, der Arzt ist ein Mensch, der dem Wesen aller Dinge auf den Grund geht. Arzt ist im Grunde nur der, der auch Philosoph ist (85).

Daraus resultierend wird unterschieden zwischen Arzt und Mediziner. Während man Medizin leicht lernen kann, gilt für den Arzt der Satz von Fontane: "Man hat es oder nicht" (46, 67). Die Wissenschaftsfeindlichkeit der Ärzte, die auch Rohde (90) konstatiert, korrespondiert eindeutig mit dem, was die Ärzte selbst 'ärztliche Kunst' nennen. Dies ist erstaunlich, wenn man bedenkt, daß die Ärzte ihr Ansehen in der Gesellschaft gerade der naturwissenschaftlichen Entwicklung der Medizin zu verdanken haben.

Auch dies scheint ein Indiz zu sein, daß die Ansatzpunkte ärztlicher Ideologie noch in einer Zeit liegen, die vor dem Durchbruch naturwissenschaftlicher Methoden in der Medizin liegen.

Zur ärztlichen Selbsteinschätzung gehört, daß die Ärzteschaft für sich eine außerordentlich hohe Autorität beansprucht. Dabei beruft sie sich zum einen auf ihren Sachverstand. Darüberhinaus erhält die Forderung nach Autorität aber auch eine charismatische Komponente. A. Maeder hält das Arzt-Patient-Verhältnis und das Eltern-Kind-Verhältnis für ähnliche, wenn nicht gleichartige zwischenmenschliche Beziehungen (64, 394). Auch hier ist wieder eine mystische Komponente aufspürbar, die den Arzt jenseits der üblichen Berufsposition zu einer besonderen Spezie erhebt.

Berglar-Schroer begründete ärztliche Autorität so: "Der natürliche, unverbildete Patient wünscht und will es auch so. Sein Vertrauen und die Autorität des Arztes sind korrespondierende Kräfte". Da der Auftrag des Arztes von Gott stamme, stamme daher auch die Autorität von Gott. "Seltenheit fördert Autorität. Was rar ist, wird ehrerbietiger, vorsichtiger behandelt, wären die Ärzte ein Mangelberuf wie die Dienstmädchen, sie hätten goldene Zeiten" (7, 174 f.). Ein weiteres wichtiges Moment in der ärztlichen Ideologie ist die Leugnung finanzieller Motive sowohl bei der Berufswahl als auch bei der Berufsausübung. Obwohl die Geschichte der Standesorganisationen der Ärzte die Geschichte des Kampfes der Ärzte um ökonomische Besserstellung ist, wird die Bedeutung des Finanziellen systematisch negiert. Auch der Unterschied zwischen Privat- und Kassenpatienten, der immer noch gemacht wird, kann die Ärzte nicht zu dem Zugeständnis verleiten, daß ökonomische Gründe Einfluß nehmen könnten auf das Arzt-Patient-Verhältnis.

Wulf schreibt dazu: "Diesen offensichtlichen Widerspruch zwischen ärztlicher Ideologie und ärztlichem Besitzstreben zu verdecken, wurde zunehmend zu einer der wichtigsten Aufgaben der ärztlichen Standesvertretungen" (137, 959). Das Bestreben der Ärzte nach außen hin, sich von ökonomischen Interessen freizuhalten, hat die erhebliche Verselbständigung der ärztlichen Berufs- und Standesorganisationen möglich und zwingend notwendig gemacht. In einer Funktionsteilung übernehmen die Ärztefunktionäre die Rolle desjenigen, der die ökonomischen Vorteile für den Ärztestand insgesamt durchsetzt. Das erlaubt der Masse der Ärzte, den wirtschaftlichen Status als Naturgegebenheit zu betrachten, den sie nur hinzunehmen brauchen, der ohne ihre Mitwirkung zustande gekommen ist. Will der Arzt die Ideologie aufrechterhalten, so ist er gezwungen, seine wirtschaftlichen Verhältnisse und die gesellschaftlichen Strukturen, in denen die bestehenden Verhältnisse zum Tragen gekommen sind, aus seinem Bewußtsein auszuschalten. Die Behauptung der Ärzteschaft, sie betätige sich nicht politisch, ja Politik und Arzttum seien diametral entgegengesetzte Tätigkeitsfelder, entlarvt sich so als eine weitere ideologische Schutzbehauptung. Der wahre Grund dafür, daß Ärzte glauben, sie hätten als Arzt gerade apolitisch zu sein, liegt in einer systematischen Verdrängung der ökonomischen Interessen der Ärzteschaft.

3. 3. Das ärztliche Honorar und seine Einflüsse auf die Struktur des Gesundheitswesens

Wir haben bisher in diesem Kapitel die Struktur der Ärzteschaftsorganisationen, sowie die Standesorganisationen und deren Ideologie in einigen wesentlichen Punkten beleuchtet. Dabei wurde der Zusammenhang zwischen den Organisationsstrukturen der Ärzteschaft, deren Ideologie und den Auseinandersetzungen um das Gesundheitssicherungssystem dargestellt. Im Verlauf dieser Auseinandersetzungen zwischen Ärzteschaft, Krankenkassen und staatlichen Institutionen hat sich auch das Honorarsystem entwickelt. Im folgenden wird dargestellt, ob und welchen Einfluß das bestehende Honorarsystem auf die Organisationen des Gesundheitswesens und auf die Standespolitik der Ärzteschaft hat. Dabei soll besonderes Augenmerk auf die Frage geworfen werden, ob sich aus der Struktur des Honorierungssystems der niedergelassenen Ärzteschaft Bedingungen ableiten lassen, die das Eintreten der Ärzteschaft für den Numerus clausus in der Allgemeinen Medizin plausibel erscheinen lassen.

88 % der Bevölkerung der Bundesrepublik ist heute in der Gesetzlichen Krankenversicherung versichert, 10 % der Bevölkerung ist im Falle von Krankheit durch eine private Versicherung geschützt.

Damit hat sich auch die Honorierungsart des Arztes entscheidend verändert. Zu Beginn der Gesetzlichen Krankenversicherung waren nur etwa 10 % der Bevölkerung bei Krankheit durch eine Krankenversicherung geschützt. Dieser Prozentsatz wuchs bis 1911 auf 30 % an. Damit wurde auch der Anteil des ärztlichen Einkommens, das die Ärzte über die Krankenkassen bezogen, für die Existenz der Ärzte immer wichtiger. Heute kann man davon ausgehen, daß zwischen 63 % und 80 % der Einkommen der niedergelassenen Ärzte durch Kassenvergütung zustande kommen (137, 961). Das ärztliche Honorar, das die Krankenkassen an die Kassenärztlichen Vereinigungen zahlen, wird durch einen Lohnanteil, den Krankenversicherungsbetrag, den jeder Versicherte direkt von seinem Lohn abgezogen bekommt, aufgebracht. Einen weiteren Teil trägt der jeweilige Arbeitnehmer [+)].

Die so einkommenden Beiträge werden von Krankenkassen verwaltet. Die Krankenkassen sind Körperschaften des öffentlichen Rechts und werden von Selbstverwaltungsgremien verwaltet, in denen paritätisch Vertreter der Unternehmer und der Arbeitnehmer vertreten sind.

Das Mitspracherecht der Unternehmer wird mit deren finanziellem Aufwand begründet. Dabei ist anzumerken, daß in den Ersatzkassen, in denen fast ausschließlich Angestellte versichert sind, lediglich Vertreter der Versicherten in den Entscheidendengremien Sitz und Stimme haben.

+) In Wirklichkeit sind natürlich auch die vom Arbeitgeber gezahlten Krankenkassenbeiträge Lohnanteile des Arbeiters, die ihm schon zuvor vom Lohn abgezogen sind.

Die Krankenkassen schließen Verträge mit den Kassenärztlichen Vereinigungen und den Krankenhausvertretern ab. Hier wird unter anderem auch darüber entschieden, für welche Art von Erkrankungen Vergütungen gewährt werden.

Bei den Honorarverhandlungen zwischen den gesetzlichen Krankenkassen und den Kassenärztlichen Vereinigungen ist die Lage der Krankenkassen geschwächt, weil diese untereinander in einem erheblichen Konkurrenzverhältnis stehen. Die Privatkassen konkurrieren mit den Ersatzkassen um die freiwillig Versicherten. Die Ersatzkassen sind dabei bemüht, ihren Versicherten einen Versicherungsschutz zu bieten, der denen der Privatkassen entspricht. Daher waren die Ersatzkassen in Honorarverhandlungen mit den Kassenärzten relativ nachgiebig. Die übrigen Krankenkassen sind bemüht, eine Differenzierung zwischen ihren Versicherten und denen der Ersatzkassen möglichst zu vermeiden. Sie passen sich demzufolge den ansteigenden Honorarsätzen der Ersatzkassen an.

Darüberhinaus haben die Ärzteorganisationen über die Öffentlichkeit immer wieder Druck auf die Kassen ausgeübt.

"Es handelt sich hier um eine komplizierte, aber wohlabgewogene Taktik - einen Prozeß, bei dem vielfältige ökonomische, soziologische, politische und psychologische Faktoren zusammenwirken (z. B. politische Macht der Ärzte; Unterlegenheitsgefühle der nichtakademischen Kassenvertreter, die gegenüber den Ärzten stets ein angenehmes Verhandlungsklima anstreben, usw.). Die geschlossene Front der ärztlichen Organisationen stand der Organisationsstruktur der GKV-Kassen (in ihrer Vielfalt und Vielzahl von Kassen und Kassenverbänden) gegenüber. Der Pluralismus erwies sich als Schwäche" (21, 67).

Von der Gesamtsumme der eingezogenen Krankenkassenbeiträge schüttet die Krankenkasse nach Abzug ihrer Verwaltungsunkosten ihre Mittel in der genannten Reihenfolge für folgende Zwecke aus:

1. Tagessätze für Krankenhaus- und Kurpatienten
2. Arzneimittelkosten
3. Arzthonorare.

Die Sätze der Krankenhaus- bzw. Kurpatienten sind durch Gesetze bzw. Vertrag mit den Krankenhausträgern ausgehandelt. Die Arzneimittelpreise bestimmt weitgehend die pharmazeutische Industrie. Die verbleibenden Mittel werden unter den niedergelassenen Ärzten (und Zahnärzten) verteilt. Dabei hat bisher der von den Ärzten in Anspruch genommene Honorarteil den faktisch verfügbaren immer überschritten, so daß sie die Kassenärzte in der Realität mit einer nur teilweisen Begleichung ihrer Leistungen abfinden mußten.

Der Anteil der ärztlichen Honorare an den Gesamtaufwendungen der Krankenkassen liegt seit Beginn der fünfziger Jahre konstant bei 20 %. Daraus folgt, daß die Ärzte an der Steigerung der Gesamtlohnsumme teilgenommen haben. Hinzu kommt, daß sich die Summe der Beiträge zur Krankenkasse in der Zeit zwischen 1950 und 1971 mehr als verzehnfacht hat. 1969 betrugen die Einnahmen der niedergelassenen Ärzte allein aus der Gesetzlichen Krankenversicherung 4,8 Mrd.DM. Das bedeutet, daß die niedergelassenen Ärzte rund 2 % der Bruttolohn- und -Gehaltssumme der BRD insgesamt kassierten. Das Ärzteeinkommen ist wesentlich stärker gestiegen als die Durchschnittsverdienste der Arbeitnehmer. So hat sich allein zwischen 1963 und 1967 das Arzteinkommen um 66 %, das Nationaleinkommen pro Einwohner jedoch nur um 21 % erhöht (21,6 f.).

Die starke Einkommenssteigerung der niedergelassenen Ärzte ist erklärlich trotz der erheblichen Zunahme der niedergelassenen Ärzte durch den med.-technischen Produktivitätszuwachs, durch höhere Effizienz ärztlicher Verrichtungen, durch Verlagerung von Verrichtungen vom Arzt auf medizinische Hilfskräfte, durch den allgemeinen Anstieg der Lohnsumme und durch den Anstieg des Beitragssatzes der GKV (127,28).

Nach einer in den 'Kleinen Mitteilungen' der Zeitschrift 'Der Krankenhausarzt' (99) entnommenen Statistik ergaben sich folgende Umsätze in den freien Berufen:

Tab. 15: Umsätze in den freien Berufen

Berufe	1955	1959
Zahnarzt	30.200	45.100
Arzt	38.700	58.100
Architekten +	49.400	66.500
Wirtschaftsprüfer +	50.100	70.000
Rechtsanwälte +	53.400	70.500

(+ oftmals mehrere Teilhaber)

Der Umsatz der niedergelassenen Ärzte 1968 lag bei 123.000 DM, bis 1970 stieg dieser auf 142.000 DM. Zieht man hiervon durchschnittlich 30 % für die Unkosten ab, so errechnet sich eine Einkommenshöhe von ca. 100.000 DM pro Jahr im Durchschnitt pro niedergelassenen Arzt.

1968 erzielten 46,2 % aller Ärzte zwischen 100.000 DM und 250.000 DM Umsatz, noch 12 % der niedergelassenen Ärzte erzielen Umsätze zwischen 250.000 DM und 500.000 DM pro Jahr +) (21). In einer Antwort auf eine Schriftliche Anfrage stellte der Staatssekretär im Bundesministerium für Wirtschaft und Finanzen, Rohwedder, fest: "Die eingehende Auswertung der zur Verfügung stehenden Zahlen bestätigt jedoch erneut das von der Bundesregierung vertretene Ergebnis hinsichtlich der Einkommenssituation der niedergelassenen Ärzte, die für das Jahr 1971 ein durchschnittliches Einkommen von 125.000 DM erzielt haben dürften" (Zitat n. 110, 201). Es handelt sich bei den praktizierenden Ärzten also um eine Bevöl-

+) Siehe Tabelle 9 und 10 im Tabellenanhang.

kerungsgruppe mit eindeutigem Spitzeneinkommen, die nur von Notaren und den Spitzenmanagern der Wirtschaft übertroffen werden" (137, 961).

Wie wir oben bereits erwähnt haben, verteilt die jeweilige Krankenkasse, den Krankenkassenbeitrag auf die Tagessätze für die Krankenhaus- und Kurpatienten, auf die Arzneimittelkosten und auf die Arzthonorare. Dieses System, das die Höhe der Arzthonorare abhängig macht von der Höhe der anderen Kosten, die die Krankenkassen aufzubringen haben, ist nicht zum Vorteil der Patienten, denn durch die Struktur des Gesundheitswesens ist der niedergelassene Arzt in der Lage, die beiden anderen Größen zu beeinflussen und zu senken.

Der praktizierende Arzt weist die Patienten im Normalfall in das Krankenhaus ein, er verschreibt Kuren. Bei den gerade in der durchschnittlichen Arztpraxis beschränkten diagnostischen Möglichkeiten kann eine unbewußte oder auch bewußte Tendenz zur Minimierung der Krankenhauseinweisungen ein Gesundheitsrisiko für den Patienten bedeuten. Die geringe Zahl der Betten in den Krankenhäusern, die eine chronische Überbelegung derselben zur Folge hat, unterstützt diese Tendenz.

Der Arzt ist bei der Verschreibung von Medikamenten frei, solange er sich an das Prinzip der Wirtschaftlichkeit hält, d. h. er nur die Anzahl und Qualität von Medikamenten verschreibt, die der Patient unbedingt benötigt. Die Kassenärztlichen Vereinigungen kontrollieren die Einhaltung dieser Maxime. Überschreitet ein Arzt bei seiner Klientel den Durchschnittswert um mehr als 40 %, so kann er dafür regreßpflichtig gemacht werden. Dies führt dazu, daß besonders gegen Ende eines jeden Abrechnungszeitraums die Ärzte insbesondere die Verordnung teurer Medikamente scheuen. Zugute kommen diese 'Ersparnisse' der Ärzteschaft selbst.

Die Kassenärztlichen Vereinigungen, die unter anderem die Aufgabe haben, Konkurrenzkampf unter den niedergelassenen Ärzten zu verhindern, kontrollieren das Verhalten der Kassenärzte bei der Verschreibung von Medikamenten. Darüberhinaus ist in den Maßstäben für die Entlohnung der einzelnen Ärzte eine weitere Bremse eingebaut, die verhindern soll, daß sich ein Teil der Kassenärzte zu Ungunsten der Gesamtkassenärzteschaft bereichert. Die Kassenärztliche Vereinigung entlohnt die Krankenscheine, die über eine gewisse Gesamtzahl hinausgehen, fortlaufend geringer. Damit soll das z.T. beliebte Sammeln von Krankenscheinen unterbunden werden. Auch dies kann die gesundheitliche Versorgung der Patienten negativ beeinflussen. Hat ein Arzt gegen Ende seines Quartals die Summe der vollentlohnten Krankenscheine erreicht, so wird er nur zögernd ärztliche Leistungen auf Krankenschein verschreiben.

Abschließend soll hier noch auf die Einflüsse auf die Struktur des Gesundheitswesens hingewiesen werden, die von der Art der Honorierung der Kassenärzte mit bestimmt werden.

Zum einen ist die Art der Honorierung mit verantwortlich für die gesundheitliche Unterversorgung in vielen ländlichen Gebieten und in den Randzonen der Großstädte. Der wesentlich größere Wegeaufwand in der Land- und Stadtrandpraxis wird vergleichsweise ungenügend honoriert. Darüberhinaus ziehen es Landbewohner vor, bei ernsteren Erkrankungen einen ihrer Meinung nach qualifizierteren Arzt in der Stadt aufzusuchen. Durch das Pendlertum vieler Land- bzw. Stadtrandbewohner wird diese Tendenz noch verstärkt. Dies führt bei den Landärzten zu geringeren Kompensationsmöglichkeiten der gering honorierten eingehenden Untersuchungen und Beratungen bei schweren Erkrankungen mit verhältnismäßig hoch honorierten, technisch-medizinischen Leistungen.

Darüberhinaus verschärft auch der allgemeine Trend der Medizinstudenten, sich nicht mehr als Ärzte für Allgemeinmedizin niederzulassen, sondern als Fachärzte, die einen größeren potentiellen Patientenkreis zur Niederlassung benötigen, die Unterversorgung ländlicher Bereiche. Die Tendenz zum Facharzt wiederum läßt sich zumindest zum Teil aus der besseren Honorierung fachärztlicher Leistungen erklären.

Schließlich ist das Angebot an sozio-kulturellen Leistungen in den ländlichen Gebieten weitaus geringer. Das mangelnde Schulangebot für die Kinder, die Schwierigkeiten einen Nachtdienst zu organisieren, die Schwierigkeiten, Vertreter für die Urlaubszeit zu finden, sind weitere wichtige Gründe für die Unterversorgung in ländlichen Bereichen.

Ebenfalls wird durch das Honorarsystem die Aufteilung der Ärzte in Praktische und Fachärzte beeinflußt. Zum einen genießen die Fachärzte ein größeres Sozialprestige als die Allgemeinärzte, zum anderen werden jedoch auch die fachärztlichen Leistungen besser honoriert. Die Praktischen Ärzte werden in ihren diagnostischen Möglichkeiten durch die Abrechnungsmodalitäten beschränkt.

Weiterhin übt das Honorarverteilungssystem der Kassenärztlichen Vereinigungen einen Einfluß auf die Struktur der ärztlichen Leistungen aus. Der medizinisch-technische Fortschritt hat die Arbeitsproduktivität der Ärzte erheblich gesteigert. Diese gesteigerte Arbeitsproduktivität äußert sich darin, daß die Ärzte in der Lage sind, in gleicher Zeit mehr medizinische Leistungen gemäß ihrer Gebührenordnung zu erbringen. Darüberhinaus ermöglicht die Technisierung und Vereinfachung vieler ärztlicher Methoden die Übertragung dieser Arbeiten auf medizinische Hilfskräfte.

Der medizinisch-technische Fortschritt hat dazu geführt, daß das Todesrisiko bei vielen Krankheiten gemindert werden konnte. Dadurch aber hat sich häufig die Krankheitsdauer verlängert, was zu einem Mehr an notwendigen ärztlichen Leistungen führt.

Die ärztlichen Honorare sind nicht an den zeitlichen Aufwand für ihre Erbringung gebunden, die Einzelhonorare für technische Leistungen sind nicht mit dem medizinischen-technischen Fortschritt gesenkt worden. Daher ist es für Ärzte zunehmend lohnender, technische Leistungen zu verrichten.

Die Zeit, die für die Ärzte durch die Einführung medizinisch-technischer Untersuchungsverfahren frei geworden ist, haben sie nicht für ausgiebigere Beratung ihrer Patienten genutzt. Bei der großen Zahl psychosomatisch bedingter Krankheitsfälle ist dies eine gefährliche Entwicklung.

Schließlich sei noch auf ein wichtiges Moment hingewiesen. Die unterschiedliche Besoldung der angestellten und beamteten Ärzte im Vergleich zu den niedergelassenen Ärzten bei gleicher Arbeitsbelastung birgt die Gefahr in sich, daß die Nachfrage nach beamteten und angestellten Ärzten immer weniger befriedigt werden kann, wodurch dann die Aufgaben dieser Ärzte zunehmend auf die niedergelassenen Ärzte übergehen müßten. Daß die Früherkennungsuntersuchungen im Rahmen der Gesetzlichen Krankenversicherung (Gesetz v. 4.11.70) den niedergelassenen Ärzten übertragen wurden und nicht vom öffentlichen Gesundheitsdienst wahrgenommen werden, ist nicht zuletzt auf die mangelnde ärztliche Untersuchungskapazität des öffentlichen Gesundheitsdienstes zurückzuführen.

Insgesamt bieten sich die niedergelassenen Ärzte drei Wege an, ihr Einkommen zu vergrößern:

1) Sie können versuchen, den Verteilungsmaßstab der Gesamtvergütung der Krankenkassen zu verändern. Dies ist der Ärzteschaft möglich, wenn gleich auch die praktische Durchführung schwierig erscheint, da dazu ein einheitliches Vorgehen aller niedergelassenen Ärzte notwendig wäre.
2) Die Ärzte können versuchen, den Vergütungsmaßstab zu ihren Gunsten zu verändern. Dies erscheint politisch schwer durchsetzbar.
3) Die Ärzte haben die Möglichkeit, ihr Betätigungsfeld zu erweitern (Schülerversicherung, Früherkennungsuntersuchungen).

Letzlich scheinen alle Möglichkeiten der Ärzte ihr Einkommen zu vergrößern, auf Kosten der Versicherten zu gehen. Veränderungen von 1) heißt weniger Mittel für Medikamente etc. Eine Veränderung von 2) läuft auf ein Anheben der Versicherungsbeiträge hinaus. Auch an 3) kann den Versicherten nicht gelegen sein, da schon jetzt die Arbeitskapazität der niedergelassenen Ärzte voll ausgelastet ist und darüberhinaus bezweifelt werden muß, daß der Stand der ärztlichen Qualifikation für präventive ärztliche Maßnahmen in der Regel ausreichend ist.

Wir waren von der Feststellung ausgegangen, daß die Ärzteschaft im allgemeinen ein Interesse an einer möglichst kleinen Zahl des ärztlichen Nachwuchses hat. Um den Gründen hierfür auf die Spur zu kommen, haben wir die Institutionen der Ärzteschaft in einigen wichtigen Aspekten analysiert. Dabei ergeben sich folgende Schlußfolgerungen:
Die Ärzteschaft ist außerordentlich gut organisiert. Daher ist es ihr möglich, ihre Interessen effektiv zu vertreten. Insbesondere die Verbindung von Zwangsverbänden und freien Verbänden, von der Ausübung staatlicher Aufgaben und der Vertretung standespolitischer Zielsetzungen und deren Verquickung, unterstützen die Vertretung der Interessen der Ärzteschaft sowohl gegenüber der Offentlichkeit als auch gegenüber den staatlichen und politischen Institutionen.

Die ärztlichen Berufs- und Standesorganisationen, so wie sie im Präsidium des Deutschen Ärztetages zusammengeschlossen sind, werden dominiert von den Organisationen der niedergelassenen Ärzte. Ärztliche Standespolitik gegen oder auch nur neben den Interessen der Standes- und Berufsorganisationen der niedergelassenen Ärzte ist nicht möglich. Diese Entwicklung, die sich aus dem Kampf der Ärzteschaft gegen die Gesetzliche Krankenversicherung erklärt, der erst 1955 endete und mit der Verabschiedung eines neuen Kassenarztrechtes zu einem Kampf für den Status quo in der Gesetzlichen Krankenversicherung umschlug, wird unterstützt durch die Ideologie vom Hausarzt.

Die niedergelassene Ärzteschaft hat, aus der Struktur des Honorierungssystems heraus, ein allgemeines Interesse daran, die Zahl der Ärzte mit Kassenzulassung möglichst gering zu halten. Dabei ist die Steuerung der Quantität des ärztlichen Nachwuchses für die ärztlichen Berufs- und Standesorganisationen der Parameter, der hinsichtlich einer Erhöhung bzw. Stabilisierung des ärztlichen Einkommensniveaus am ehesten zu beeinflussen ist.

Zusammenfassend läßt sich feststellen, daß das Honorierungssystem tiefgreifende Einflüsse auf die Struktur der medizinischen Leistungen in der BRD ausübt.

Insbesondere das Angebot an ärztlichen Leistungen durch den niedergelassenen Arzt ist in der regionalen Verteilung und qualitativ entscheidend vom Honorierungssystem abhängig.

Darüberhinaus ist das Honorierungssystem so strukturiert, daß die Ärzte mit Kassenzugehörigkeit ein Interesse daran haben, die Zahl der niedergelassenen Kassenärzte insgesamt möglichst gering zu halten. Bei gleichem Beitragsaufkommen der Krankenkassen und gleichem Krankenstand bedeutet ein Mehr an Ärzten geringeres Einkommen für die niedergelassenen Ärzte insgesamt. Da von den drei genannten wesentlichen Komponenten die Quantität der Kassenärzte für die Ärzte selbst am leichtesten zu beeinflussen ist, zielt ihr Bemühen auf diesen Punkt.

4. Stellungnahmen der ärztlichen Berufs- und Standesorganisationen zur Reform der Gesetzlichen Krankenversicherung (1958-1962) +)

Bisher hatten wir aus dem System der Krankenversicherung und der Struktur der ärztlichen Berufs- und Standesorganisationen im allgemeinen das Interesse der Ärzteschaft an einer möglichst geringen Zahl des ärztlichen Nachwuchses konstatiert.

Dabei garantierte das Kassenarztrecht von 1955 der Ärzteschaft eine günstige Ausgangsposition in Hinsicht auf einen Ausbau ihrer ökonomischen Stellung. Insbesondere die Auseinandersetzungen zwischen den Krankenkassen und der Ärzteschaft waren endgültig zugunsten dieser entschieden.

Die Reform der GKV war der erste Versuch staatlicher Instanzen, diese Entwicklung zu korrigieren. Im folgenden Kapitel wird insbesondere darzustellen sein, mit welchen Argumenten und mit welchen Aktionen die Ärzteschaft sich gegen diese Bemühungen zur Wehr gesetzt hat. Dabei muß die Frage untersucht werden, ob die Einführung eines Numerus clausus in der Allgemeinen Medizin in der konkreten Situation den Interessen der Ärzteschaft im Kampf gegen die Reform der GKV dienlich gewesen ist.

Das 1955 vom Bundestag beschlossene "Gesetz über Kassenrecht" (GKAR) hatte die Aufgabe, durch ein System öffentlich-rechtlicher Vertragsbeziehungen, das seit ihrem Bestehen gespannte Verhältnis zwischen den Krankenkassen und den Kassenärzten zu befriedigen. Das GKAR fußte dabei auf der Verfassung der Ärzteschaft und auf der Struktur der Beziehungen zu den Krankenkassen, wie sie durch die Notverordnung von 1931 gegeben waren. In der Notverordnung von 1931 war die Festsetzung einer Verhältniszahl von Arzt und Versicherten von 1:600 vorgenommen worden. Dadurch

+) Ausführlicher siehe bei F. Naschold: (70).

verlagerte sich der Konflikt zwischen der Ärzteschaft und den Versicherungsträgern mehr und mehr auf das Honorarsystem. Hatte die Notverordnung vom Juli 1930 den Boden für den Monopolanspruch der niedergelassenen Ärzte auf die ambulante gesundheitliche Versorgung der Bevölkerung bereitet, so wurde im GKAR diesem Monopolanspruch der Ärzte "feste und vorerst endgültige Formen gegeben" (127, 22). Der Monopolanspruch auf die ambulante Behandlung der Bevölkerung auf der einen Seite, die gesetzliche Verpflichtung der Krankenkassen auf der anderen Seite, die gesundheitliche Versorgung der Bevölkerung zu sichern, bei gleichzeitiger Konkurrenz unter den Krankenkassen, verschaffte den Ärzteorganisationen ein Übergewicht bei den Honorarverhandlungen.

Daher versuchte der Gesetzgeber in eine Reform der Gesetzlichen Krankenversicherung gleichzeitig eine Reform des Kassenrechts mit einzubauen. Die Reform sollte vermittels der freien Zulassung zur Kassenpraxis, einer Selbstbeteiligung der Versicherten, über eine verschärfte Kontrolle durch den Vertrauensärztlichen Dienst, über die Einengung der Verhandlungsmöglichkeiten der Kassenärztlichen Vereinigungen bei der Honorarfrage, über ein Honorarsystem nach Einzelleistungen und mit einer gerafften, vom Bundesministerium für Arbeit und Soziales (BMAuS) erlassenen Gebührenordnung, durchgesetzt werden.

4.1. Die Strategie der staatlichen Institutionen zur Durchsetzung der Reform

Bei der Durchsetzung dieses Reformentwurfs innerhalb der Ärzteschaft setzte das Bundesministerium für Arbeit und Sozialordnung (BMAuS) auf die Zerstrittenheit der Kassenärzte. Daher sollte mit Zugeständnissen in Bezug auf die Forderungen einzelner Ärzteorganisationen die Zustimmung dieser gewonnen werden und gleichzeitig der potenteste Widerpart, die Kassenärztlichen Bundesvereinigung von der Ärzteschaft isoliert werden.

So war die Honorierung der Ärzte basierend auf der Einzelleistungsbezahlung sowie die Abschaffung des Honorarverteilungsmaßstabes eine langjährige Forderung des Hartmannbundes gewesen. Die freie Zulassung zur Kassenarztpraxis dagegen war insbesondere von den ärztlichen Nachwuchsorganisationen, dem Verband der niedergelassenen Ärzte in Deutschland (NAV) und dem Marburger Bund, gefordert worden. Diese Verbände hatten 1952 Klage beim Bundesverfassungsgericht eingereicht.

Auf dieser Strategie fußend ist auch eine Sammlung von Ärztestimmen (17), die von der Pressestelle des BMAuS im Februar 1960 der Öffentlichkeit übergeben worden war, zu verstehen. In einem Vorwort der Pressestelle heißt es da: "Der Regierungsentwurf eines Gesetzes zur Neuregelung des Rechts der gesetzlichen Krankenversicherung berücksichtigt eine Reihe langjähriger Forderungen der Ärzteschaft. Dazu gehören die Selbstbeteiligung der Versicherten an den Krankheitskosten, die Ablösung der Pauschalvergütung durch ein System der Honorierung nach Einzelleistungen, die Zulassung aller zulassungswilligen Ärzte zur Kassenpraxis, der Ausbau der Vorsorgehilfe und ähnliche Verbesserungen. Zu diesen Bemühungen der Bundesregierung, den Wünschen der Ärzteschaft entgegenzukommen, steht der Versuch, den Regierungsentwurf wegen abweichender Auffassung in Einzelfragen als Ganzes zu Fall zu bringen, in einem merkwürdigen Gegensatz" (17, 1).

4. 2. Die Strategie der ärztlichen Berufs- und Standesorganisationen zur Verhinderung der Reform der Gesetzlichen Krankenversicherung

Wie in der Regierungserklärung der Regierung Adenauer zu Beginn der 3. Legislaturperiode festgelegt wurde, sollte unter der Verantwortung des Bundesministers für Arbeit und Sozialordnung eine umfassende Reform der Gesetzlichen Krankenversicherung durchgeführt werden. Daher berief die Bundesärztekammer als Sprachrohr der deutschen Ärzteschaft schon bald nach der Wahl die sechs wichtigsten Ärzteverbände in einem Ausschuß 'Reform der Sozialen Krankenversicherung' zusammen. Dem Ausschuß gehörten je zwei Mitglieder der Kassenärztlichen Bundesvereinigung, des Hartmannbundes, des Marburger Bundes, des Verbandes der leitenden Krankenhausärzte sowie zwei der Bundesärztekammer an. "Daß dem Ausschuß ein besonderes Gewicht beizumessen war, ergibt sich allein daraus, daß er unter dem Vorsitz des Präsidenten der Bundesärztekammer Prof. Neuffer stand, und ihm fast ausnahmslos die ersten und zweiten Vorsitzenden der genannten ärztlichen Spitzenverbände angehörten" (31, 778).

Der Ausschuß hatte die Aufgabe, die Stellungnahme der ärztlichen Berufs- und Standesorganisationen zu den anstehenden Reformen durch die Abklärung des ärztlichen Standpunktes vorzubereiten. Um in den kommenden Verhandlungen um die Reform der Krankenversicherung Gewicht zu bekommen, erschien es dringend erforderlich, einen einheitlichen ärztlichen Standpunkt zu finden.

Schon bald zeigte sich jedoch, daß die einzelnen im Ausschuß 'Reform der Sozialen Krankenversicherung' zusammengeschlossenen Verbände sehr unterschiedliche Interessen an einer Reform der sozialen Krankenversicherung hatten.

So legte der Hartmannbund auf der dritten Sitzung eine eigene Konzeption vor, die "außerhalb der bisherigen Beratungen entwickelt" (31, 779) war. Der HB strebte im wesentlichen eine Änderung der Gesetzlichen Krankenversicherung und eine Änderung des Kassenarztrechts durch Umwandlung des Systems der Sachleistung in das Prinzip der Kostenerstattung an den Versicherten sowie einen Abbau der Macht der Kassenärztlichen Vereinigungen an. Dieses Papier wurde daraufhin zur Grundlage der weiteren Beratungen gemacht, "da eine Verbindung mit den bisher erarbeiteten Grundauffassungen zu einem organischen Ganzen nicht möglich erschien" (31, 779).

Die ärztlichen Nachwuchsverbände im Ausschuß, der Marburger Bund und der Verband der niedergelassenen Ärzte Deutschland (NAV) standen mit ihren Auffassungen ebenfalls im Gegensatz zu den Auffassungen der Vertreter der KBV, da sie die freie Zulassung zur Kassenarztpraxis anstrebten.

Weiterhin bestanden Differenzen zwischen dem Marburger Bund und dem NAV einerseits und dem Chefarztverband andererseits. Dabei ging es um die Abgrenzung des Ärztekreises, der berechtigt sein sollte, Kassenpatienten zu behandeln. Dabei wollten die Nachwuchsorganisationen einen Passus in das Grundlagenpapier eingearbeitet wissen, der daraufhin hinaus lief, daß jeder Arzt an der kassenärztlichen Betreuung teilhaben könne, "soweit er nicht wegen eines Beschäftigungsverhältnisses oder wegen anderer nicht ehrenamtlicher Tätigkeiten für die Versorgung der Versicherten persönlich nicht im erforderlichen Maße zur Verfügung steht" (31, 779).

Die Interessen der KBV waren dadurch gekennzeichnet, daß die KBV durch die Reform der Sozialen Krankenversicherung, so wie sie von der Adenauer-Regierung aus intendiert war, in ihrer Existenz bedroht war, zumindest aber einen erheblichen Machtverlust zu befürchten hatte. Der KBV kam es daher in erster Linie darauf an, die grundsätzlichen Strukturen der bestehenden gesetzlichen Krankenversicherung und des Kassenarztrechts zu erhalten.

In den Verhandlungen im Ausschuß machte der Hartmannbund eine Konzession an Marburger Bund und NAV und übernahm die Forderung nach freier Zulassung zur Kassenarztpraxis.

Es ergaben sich also in dieser ersten Phase der Abstimmung der ärztlichen Interessen tiefgehende Meinungsverschiedenheiten in den wesentlichen Fragen der Reform. Einig waren sich die ärztlichen Verbände im Ausschuß nur darin, daß die Kostenbeteiligung der

Versicherten, so wie sie im Vorschlag der BMAuS vorgesehen war, abzulehnen sei und in ihrem Eintreten für das System der gegliederten Krankenversicherung (im Gegensatz zur Einheitsversicherung).

Auf dem im Juni 1958 abgehaltenen Ärztetag konnte keine Einigung erzielt werden. So mußte sich der Vorsitzende der Bundesärztekammer Fromm im Hauptreferat mit der Wiedergabe der verschiedenen Mehrheits- und Minderheitenmeinungen innerhalb des Ausschusses begnügen. Mit einem Appell an die Gemeinsamkeit der Ärzteschaft versuchte er die Ärzteschaft in der Frage der sozialen Krankenversicherung zusammenzuhalten. "Daß ich dabei das Gemeinsame herausstelle und empfehle, über die Gebiete, in denen noch Unklarheiten, Unsicherheiten und Meinungsverschiedenheiten bestehen, das Gespräch fortzusetzen und nicht durch vorzeitige Beschlüsse abzubrechen, werden Sie, so hoffe ich zuversichtlich, billigen" (31, 790).

Nachdem am 24.10.1958 das Sozialkabinett die Grundsätze zur Reform der Krankenversicherung bekannt gegeben hatte, trafen sich bereits einen Tag später die Vertreter der ärztlichen Spitzenverbände, wie sie im Ausschuß 'Reform der Sozialen Krankenversicherung' versammelt waren, zu einer Besprechung. Dabei wurde insbesondere die Selbstbeteiligung der Versicherten an den Arztkosten und das ärztliche Honorierungssystem einer scharfen Kritik unterzogen. Die Selbstverantwortung der Versicherten würde durch die Selbstbeteiligung nicht gefördert und das Arzthonorar würde 'politisiert', sollte die Honorierung zukünftig nach einer einheitlichen vom Bundesminister für Arbeit und Sozialordnung erlassenen Gebührenordnung erfolgen.

"Die Ärzteschaft wird stets einmütig gegen jede Umgestaltung der sozialen Krankenversicherung aussprechen, die die Unabhängigkeit und Freiheit der ärztlichen Berufsausübung antastet. Die Ärzteschaft kämpfte dabei nicht nur um ihre eigene Unabhängigkeit, sondern zugleich für das Recht ihrer Patienten auf eine bestmögliche ärztliche Versorgung, deren Grundlage das unangetastete Vertrauensverhältnis zwischen dem Patienten und dem Arzt ist" (100, 1179).

Darüberhinaus wurde versucht, "den informellen Beratungsausschuß in einen formellen Aktionsausschuß der sechs ärztlichen Verbände umzuwandeln, um so den Reformbestrebungen des BMAuS entschiedener und rascher entgegentreten zu können" (70, 194).

Diese Bemühungen scheiterten an der negativen Haltung der Kassenärztlichen Bundesvereinigung, die sich in den für sie entscheidenden Verhandlungen mit dem Ministerium nicht den ihr ungünstigen Mehrheiten unterwerfen wollte. Zusätzlich glaubte sie sich als Organisation den anderen ärztlichen Berufs- und Standesorganisationen und dem Ministerium gegenüber noch für stark genug, ihre eigene Position vertreten zu können. In der Folgezeit fanden die innerärztlichen Koordinationsbemühungen nur noch in von Fall zu Fall einberufenen Beratungen der Ärzteverbände statt. "Die Bemühungen, eine Einheitsfront der Ärzte aufzubauen, gerieten weiterhin ins Stocken, da die BÄK ihre Führungsrolle nur zögernd und zurückhaltend ausübte. Andererseits verfiel der Vorstand des HB, dessen Reformprogramm auf der HB-Hauptversammlung im September bei starken inneren Widerspruch nur als 'geeignete Grundlage für weitere Mitarbeit' akzeptiert wurde, in 'gezielte Lethargie'" (70, 195).

Daher war es der Kassenärztlichen Bundesvereinigung, die in Fragen der Krankenversicherungsreform geschlossen hinter ihrem führenden Organ stand, relativ einfach, die Führung in der innerärztlichen Diskussion an sich zu ziehen. Die Argumentation der KBV lief darauf hinaus, die Grundprinzipien des Gesetzes über Kassenarztrecht (GKAR) beizubehalten.

Dazu wurden in einer Vertreterversammlung der KBV 10 Thesen

festgelegt. Die dort anwesenden Vertreter des Hartmannbundes stimmten diesen zu, um insgesamt einen Bezugspunkt für eine weitere Zusammenarbeit der ärztlichen Berufs- und Standesorganisationen zu erhalten Aus diesem Grunde wurde in einer Stellungnahme vom 24.1.1959 der am 16.12.1958 veröffentlichte Referentenentwurf durch die ärztlichen Verbände einmütig als Diskussionsgrundlage abgelehnt. "Weil diese Grundtendenz praktisch als Leitlinien den ganzen Entwurf durchziehen, kann die Ärzteschaft ihn in der vorliegenden Form nicht als geeignete Grundlage für die Reform der sozialen Krankenversicherung ansehen" (102, 91).

Nun "schlug, ... die Stunde der Einheit der deutschen Ärzteschaft" (30, 949). Die Frage der Reform der Gesetzlichen Krankenversicherung wurde zur "Lebensfrage" (30, 949). Durch den von den politischen Instanzen ausgeübten Druck wurde zwischen den Ärzteorganisationen ein Kompromiß möglich, obwohl inhaltlich die grundsätzlichen Differenzen bestehen blieben.

So gestand die Kassenärztliche Bundesvereinigung dem Harmannbund die Honorierung nach Einzelleistungen zu, der seinerseits die Gesamtvergütung der Kassen an die KVen, deren Struktur erhalten bleiben sollte. Der Marburger Bund gestand ein gewisses Maß an Planung bei der Zulassung zur Kassenpraxis zu. Der NAV behielt sich allerdings zu diesem Punkt eine eigene Stellungnahme vor.

Trotz der mit Einigkeit vorgetragenen Proteste der Ärzteorganisationen und anderer Institutionen billigte das Bundeskabinett den Referentenentwurf des BMAuS am 20.11.1959. Von nun an mußte sich die Strategie der ärztlichen Verbände ändern, denn die auf Kompromissen beruhende Einheitsstrategie in der Aushandlung des Gesetzestextes mit dem Ministerium war gescheitert. Die Zielgruppe ärztlicher Forderungen wurden nun die Vertreter der CDU/CSU-Fraktion im Bundestag. Dadurch erweiterte sich gleichzeitig wieder der Spielraum der ärztlichen Berufs- und Standesorganisationen, der bei den geschlossen auftretenden Referenten im BMAuS wesentlich geringer gewesen war. Parallel dazu konnten es sich die einzelnen ärztlichen Verbände wieder leisten, ihre eigenen Meinungen vorzutragen. Der Druck des Zwangs zum Kompromiß unter den Ärzten hatte nachgelassen.

Dies führte zur erneuten Auseinandersetzung zwischen Hartmannbund und Kassenärztlichen Vereinigungen. Der Hartmannbund hatte das Ziel, sein ursprüngliches Programm nun im parlamentarischen Raum durchzusetzen. Dabei wurde über eine Vielzahl von persönlichen Gesprächen mit Bundestagsabgeordneten versucht, die Zustimmung der CDU/CSU-Fraktion für diesen Vorschlag einzuholen. Die Kassenärztliche Bundesvereinigung schätzte die Möglichkeiten der Ärzteschaft geringer ein und legte sich auf eine Strategie fest, die auf das Erhalten des Status quo hinauslief. Unter dem Schlagwort, die Freiheit ärztlicher Berufsausübung sei bedroht, bemühte sie sich, die breite Öffentlichkeit für ihre Vorstellungen zu mobilisieren. Als im Januar 1960 der Kabinettsentwurf die erste Lesung im Bundesrat ohne wesentliche Einschränkungen passierte, versuchte die Kassenärztliche Bundesvereinigung über die Wählerschaft von 1961 Einfluß auf den Gesetzesprozeß zu nehmen. Dazu gründete sie die "Aktions- und Schicksalsgemeinschaft", die die Öffentlichkeit über Protestkundgebungen und Flugblätter mit Auflagen in einer Höhe von fünf Millionen Stück, über die drohenden Sozialisierungen des Ärztestandes informieren sollten.

Zusätzlich wurde zur selben Problematik ein außerordentlicher Ärztetag in die Paulskirche (!!) nach Frankfurt einberufen. Der bundesdeutschen Bevölkerung sollte suggeriert werden, daß es nicht etwa nur um die Interessen der deutschen Ärzte ginge, sondern um das gesundheitliche Wohl der Bevölkerung schlechthin. Entscheidend für die Wirkung der Propaganda der Ärzteverbände war dabei, daß es ihnen gelang, aufgrund der Konzeption des Gesetzesentwurfs eine Koalition mit den Gewerkschaften einzugehen.

Die KBV verfolgte mit der Gründung der ärztlichen Aktions- und

Schicksalsgemeinschaften auf Landes- wie auf Bundesebene einen doppelten Zweck. Einmal sollte die öffentliche Protestbewegung gegen die Reform der Krankenversicherung organisiert werden, zum anderen ließen sich diese Aktionsgemeinschaften als innerärztliche Kampfinstrumente gegen die Verbände, die nicht die gleichen Konzeptionen wie die KBV vertraten, insbesondere gegen den Hartmannbund verwenden. Die Kassenärztlichen Vereinigungen versuchten mit Erfolg, den Hartmannbund als den Zerstörer der ärztlichen Einheitsfront darzustellen. Der Hartmannbund geriet daraufhin in eine schwere innere Krise (s. (70)), die ihn aus der künftigen Auseinandersetzung als meinungsbildenden Faktor ausschaltete.

Die Phase des innerärztlichen Konkurrenzkampfes wurde gestoppt, als die CDU im Mai 1960 einen Kompromißvorschlag vor der Öffentlichkeit ausbreitete, der nur eine leichte Modifizierung des Regierungsentwurfs beinhaltete. Sowohl die Strategie der KBV als auch die des HB hatten im wesentlichen keinen Erfolg gehabt.

Die ärztlichen Spitzenverbände verlangten daraufhin ein Gespräch beim Bundeskanzler, das dieser ihnen nach einigem Zögern gewährte. In der Vorbereitung zu diesem Gespräch im August 1960 konnten sich die ärztlichen Spitzenorganisationen wieder auf eine gemeinsame Linie einigen. "Der Hartmannbund verzichtete auf seine Konzeption der Umgestaltung des Systems, setzte aber seine Forderung auf Vergütung nach Einzelleistung ohne Ertragsstaffeln und soziale Ausgleichsmaßnahmen durch. Die KBV erreicht die Beibehaltung des Systems und wesentlicher Funktion der KVen, wie die Gesamtvergütung und die Möglichkeit regionaler Vertragsverhandlungen sowie die Krankenscheingebühr als Form der Selbstbeteiligung, mußte aber die Einführung von echter Einzelbezahlung konzidieren und auf Honorarverteilungsmaßstäbe verzichten" (70, 199).

Die Frage der freien Zulassung zur Kassenarztpraxis war durch das Urteil des Bundesverfassungsgerichts vom März 1960 (s. S. 130) gegenstandslos geworden.

Dieser so ausgehandelte Kompromiß wurde auf dem ordentlichen Ärztetag in Berlin im September 60 ausführlich diskutiert und schließlich fast einstimmig gebilligt. Diese Vorstellungen, die schon im Gespräch mit dem Bundeskanzler im August 60 als Kompromiß ausgehandelt worden waren, wurden in einem dritten Gespräch mit dem Bundeskanzler im Dezember desselben Jahres zur endgültigen Übereinkunft. Die Ärzteorganisationen hatten damit ihre Vorstellungen insbesondere zum Kassenarztrecht und zur Selbstbeteiligung durchsetzen können.

Da die Beratungen des Gesetzesentwurfs im Sozialpolitischen Ausschuß des Bundestages nur sehr langsam und schleppend vorankamen, beschloß die Fraktion der CDU/CSU angesichts der immer näher rückenden Wahlen, das Reformvorhaben zunächst zu streichen.

4.3. Die Kritik der ärztlichen Berufs- und Standesorganisationen an der Reform der Gesetzlichen Krankenversicherung

Die Stärkung der Selbstverantwortung

Ausgangspunkt der gesetzgeberischen Arbeit bei der Reform der Krankenversicherung war eine Untersuchung des Instituts für Demoskopie Allensbach am Bodensee, welches in Form eines Gutachtens an das BMAuS über die Meinung der Bevölkerung zur Reform der Sozialen Krankenversicherung berichtet. Eines der Hauptergebnisse der 'Studie' ist die Feststellung, daß die Personen, die in einfachen Einkommensverhältnissen leben, wesentlich öfter zum Arzt gehen als die Leute, die in guter wirtschaftlicher Lage sind. Sie meint, daß der Gesundheitszustand diesen Tatbestand allein nicht erkläre, sondern daß der Arztbesuch für Leute mit einfachen Einkommen eine Art von Ausgleichsfunktion habe. Der

Verzicht auf ausgedehnten Konsum und Aufstiegschancen biege sich offenbar in die Neigung um, sich von einer prominenten gesellschaftlichen Figur, dem Arzt, behandeln oder vielleicht, genauer gesagt, trösten zu lassen (109, 146). Aufgrund dieser zynischen Behauptung kommt das BMAuS zu dem Schluß, daß die Leistungen der Krankenkassen zu verbessern seien, bei gleichen Kosten, wenn das "Selbstbeteiligungsgefühl der Versicherten gestärkt" werde. Aus diesem Grund will das BMAuS auch die Kostenbeteiligung der Versicherten einführen und den Vertrauensärztlichen Dienst verschärfen. Daß die "Selbstverantwortung der Versicherten gestärkt" werden müsse, ist eine alte Forderung der ärztlichen Berufs- und Standesorganisationen in Hinblick auf die Begrenzung des Kreises der Pflichtversicherten. Die Frage, wie das "Selbstverantwortungsgefühl" der Versicherten" gestärkt werden könne, durchzieht den ganzen Diskussionsprozeß zwischen staatlichen Organen und den Ärzteverbänden um die Reform der gesetzlichen Krankenversicherung. Bei der Analyse dessen, was stärkend bzw. vermindernd auf das Selbstverantwortungsgefühl der Versicherten einwirkt, ergibt sich, daß immer diejenigen Maßnahmen die Selbstverantwortung der Versicherten stärken, die den eigenen Interessen dessen, der diese fordert, entsprechen.

Der Personenkreis

Zur Frage des Versicherungszwangs stellt der Ausschuß 'Reform der sozialen Krankenversicherung' fest, "daß der gesetzliche Versicherungszwang gegen das Krankheitsrisiko auf d e n Personenkreis b e s c h r ä n k t sein sollte, der auf Grund seiner w i r t s c h a f t l i c h e n Lage nicht im Stande ist, in genügendem Umfange f ü r s i c h s e l b s t vorzusorgen" (31, 787). "Die Ärzteorganisationen wenden sich hier gegen jede Tendenz zum Wohlfahrts- oder Versorgungsstaat, der nicht dem Leistungsprinzipien unserer

Gesellschaftsordnung entsprechen und nicht förderlich für die Stärkung der Selbstverantwortung unter den Versicherten sei. Der Kreis derjenigen, die versicherungsberechtigt sind, sollte auf den derzeitigen Umfang beschränkt bleiben. Der Kreis derjenigen, der freiwillig weiterversichert sein könne, sollte klarer abgesteckt werden.

Damit die Relevanz dieser Forderung vor allem auch jedem Versicherungspflichtigen klar wird, stellt Fromm fest: "Soll denn der sattsam bekannte Mercedes, mit dem Kassenpatienten, soll den die Direktorengattin mit dem Nerzmantel mit Krankenschein, sollen denn alle diese Ärgernisse, ich muß sie einmal mit aller Deutlichkeit nennen, verewigt werden?" (30, 951).

Die Interessen der Ärzteschaft an einer möglichst engen Begrenzung des Kreises der Versicherten wird klar, wenn in Rechnung gestellt wird, daß noch ca. 20 % des Einkommens der Ärzte aus Privatbehandlungen stammt. Die Ärzteschaft kann daher kein Interesse haben, diesen Kreis von Privatpatienten kleiner werden zu lassen, da ein Übergang solcher Patientenkreise in den Kreis der Versicherungspflichtigen, -berechtigten oder freiwillig Versicherten eine Einkommenseinbuße der niedergelassenen Ärzteschaft bedeutet hätte.

Daher stellt der Ausschuß 'Reform der Sozialen Krankenversicherung' auch unter der Fettgedruckten Überschrift "Das Gemeinsame" fest: "Sie (die deutsche Ärzteschaft, W.T.) ist jedoch der Auffassung, daß der Kreis der Versicherten z. Z. zu weit gezogen ist. Er muß in Zukunft klar und eindeutig begrenzt und abgegrenzt werden, wobei insbesondere das Recht zur freiwilligen Versicherung und zur freiwilligen Weiterversicherung mit Erreichen einer bestimmten Einkommenshöhe erlöschen soll. Eine Ausweitung des Kreises der Pflichtversicherten über den derzeitigen Personenkreis hinaus erscheint sozialpolitisch unerwünscht und nicht zu verantworten" (31, 790).

Die Selbstverwaltung der Ärzteschaft

Der Referentenentwurf des BMAuS sah eine Einschränkung der Selbstverwaltung insbesondere der Kassenärztlichen Vereinigungen vor. So sollte das Monopol der KVen bezüglich der Gesamtvergütung bzw. deren Verteilung gebrochen werden und durch die Einführung der Honorierung ärztlicher Leistungen nach Einzelleistungen ersetzt werden. Dies hätte weiterhin die Einführung einer neuen Einheitsgebührenordnung erforderlich gemacht. Durch die Abrechnungsmodalitäten wäre die jeweilige Honorarhöhe nicht mehr abhängig gewesen von den Verhandlungen der Kassenärztlichen Vereinigungen mit der Krankenkasse.

Dazu stellt die Versammlung der Vorstände der ärztlichen Spitzenverbände fest: "Entschieden lehnt die Ärzteschaft den Versuch ab, die vom Bundestag, Bundesrat und Bundesregierung stets geförderte Selbstverwaltung der Krankenkassen und der Ärzte und deren Zusammenarbeit, die im Rahmen des geltenden Rechts Vorbildliches für den Gesundheitsschutz der Bevölkerung geleistet und deren Versorgung auch in Krisenzeiten sichergestellt haben, praktisch auszulöschen und durch obrigkeitsstaatliche Lenkung zu ersetzen. Hierunter fallen auch die Bestimmungen über die vorgesehene Einheitsgebührenordnung für die soziale Krankenversicherung .... sowie die Vorschläge, durch das Organisations- und Leistungsrecht der Krankenkassen im Sinne einer Einheitsversicherung so gleichgeschaltet wird, daß für eine wirksame Selbstverwaltung in Selbstverantwortung der Versichertengemeinschaften kein Raum mehr bleibt" (102, 89).

Insbesondere die niedergelassenen Ärzte und deren Organisationen speziell die Kassenärztlichen Vereinigungen konnten natürlich kein Interesse daran haben, die bestehende Freiheit in der Honorierungsverhandlung zwischen KVen und Kassen abzubauen. Die starke Stellung der Kassenärzteschaft gegenüber den Kassen seit Inkrafttreten des Kassenrechts 1955 verschafften den niedergelassenen Ärzten in diesen Verhandlungen ein Übergewicht und führten zu, für die Ärzte günstigen Abschlüssen. "Auf keinen Fall (muß es unser Ziel sein, W. T.) die in Jahrzehnten erkämpfte Rechtsstellung des Kassenarztes und der kassenärztlichen Selbstverwaltung gegenüber der Krankenkasse (zu) gefährden. Sie wissen, daß das derzeitige Kassenarztrecht ausschließlich den freipraktizierenden Ärzten den gesetzlichen Auftrag der ambulanten ärztlichen Behandlung überträgt" (31, 789).

Die Kostenbeteiligung

Im Referentenentwurf des BMAuS war die Kostenbeteiligung der Versicherten an der gesundheitlichen Behandlung in Form einer Inanspruchnahmegebühr vorgesehen. Man hoffte von dieser Maßnahme zunächst Mittel für Verbesserungen in der Leistungsstruktur. Darüberhinaus sollte das Selbstverantwortungsgefühl der Versicherten gestärkt werden. Hierdurch glaubte man eine Senkung des Krankenstandes zu erreichen.

Die Stellung der Ärzteorganisationen hierzu war gespalten. Einerseits war man sich mit dem BMAuS einig darin, daß die Selbstverantwortung der Versicherten gestärkt werden müsse. Allerdings war man strikt gegen eine Selbstbeteiligung der Versicherten an den Arztkosten (Inanspruchnahmegebühr). "Abgelehnt wird schließlich die vorgesehene Form der Beteiligung der Versicherten an den Arztkosten (Inanspruchnahmegebühr). Diese Regelung ist sozialpolitisch ungerecht, gesundheitspolitisch gefährlich und verwaltungsmäßig undurchführbar. Sie ist ferner mit einer vorbeugenden Gesundheitspflege nicht vereinbar und stärkt nicht die Selbstverantwortung der Versicherten" (102, 89).

Und darüberhinaus fühlt sich die Ärzteschaft in dem Wert ihrer Arbeit gering geschätzt. "Glaubt denn wirklich jemand im Ernst, daß man dem Versicherten den echten Wert einer ärztlichen Leistung klar machen kann, wenn er 75 Pfennig oder 1,50 DM für einen Leistungskomplex bezahlen muß?" (30,951).

Für die Ärzteschaft bietet sich daher folgende Form der Selbstbeteiligung der Versicherten an:

- Beteiligung an den Arzneikosten
- an den Krankenpflegekosten für den Zeitraum, in dem voller Lohnausgleich gewährt wird
- Beteiligung an den Kosten für Kuraufenthalte (31,790 f.).

Während sich eine Inanspruchnahmegebühr nur negativ auf die gesundheitliche Versorgung der Bevölkerung auswirke, weil sie unsozial sei, in vielen Fällen die rechtzeitige und berechtigte Inanspruchnahme ärztlicher Betreuung verhindere, den wahren Wert ärztlicher Leistungen dem Versicherten nicht vor Augen führe, und den Arzt von seiner wahren Aufgabe, der Krankenbetreuung entfremde, sollte jedes dieser Bedenken nicht auf die von den Ärzten angeführten Maßnahmen der Selbstbeteiligung zu treffen. Des Rätsels Lösung findet sich schnell bei einer Betrachtung des Honorarsystems der Ärzteschaft (s. o.). Während die Ärzteschaft befürchten muß, daß die Inanspruchnahmegebühr bei vielen Bagatellfällen den Versicherten dazu verleitet, entsprechende Medikamente direkt in der Apotheke zu erwerben bzw. sich Rat im Laienkreis zu holen, und so die Ärzteschaft eines Teils ihres Einkommens verlustig geht, führt eine Selbstbeteiligung der Versicherten an den Arznei-, Krankenpflege- und Kuraufenthaltskosten zu einer Senkung der Ausgaben der Krankenkassen und dies wiederum zu einer Erhöhung der Arzteinkommen (ausführlich unter 3.3.).

Das Selbstverantwortungsgefühl der Versicherten stärken heißt also für die niedergelassene Ärzteschaft, das eigene Einkommen nach Möglichkeit zu erhöhen.

Aus ähnlichen Motiven heraus bestand die Ärzteschaft darauf, die

Feststellung von Arbeitsfähigkeit bzw. -unfähigkeit müsse in ihren Händen bleiben und dürfe nicht einem vertrauensärztlichen Dienst zugeschlagen werden.

4.4. Die Zulassungsfreiheit der Kassenärzte

Mit der Ausdehnung der Gesetzlichen Krankenversicherung auf fast die gesamte Bevölkerung bekam die Gesetzliche Krankenversicherung für die Existenz des niedergelassenen Arztes entscheidende Bedeutung. Während zur Zeit der Einführung der Gesetzlichen Krankenversicherung der Anteil des Einkommens hieraus bei den Ärzten, die Kassenbehandlung vornahmen, sehr gering war, beträgt heute dieser Anteil 80 % und mehr.

Wurde zunächst die Errichtung der Krankenkassen nur von den Ärzten gebilligt, deren Privatpraxis nicht überdurchschnittlich gut florierte, so entbrannte bald - mit Ausdehnung der GKV - ein Kampf zwischen den Ärzten, die bereits Kassenbehandlungen vornahmen und denen, die eine Kassenzulassung erreichen wollten. Als hervorragendes Mittel zur Abwehr unliebsamer Kollegen und Konkurrenten erwies sich dabei die erstmals im Berliner Abkommen 1913 eingeführte Verhältniszahl. Die Verhältniszahl legte fest, auf wieviel Versicherte ein Kassenarzt zur gesundheitlichen Betreuung dieser Versicherten zugelassen wird. Die Aufgabe der Zulassung der Ärzte zur Kassenpraxis lag seit 1931 bei den eigens gegründeten Kassenärztlichen Vereinigungen, eine Ärzteorganisation mit Zwangsmitgliedschaft aller derjenigen Ärzte, die an der Kassenbehandlung beteiligt sind. Damit waren die Kassenärzte in der Lage selbst zu bestimmen, wer sich wann und wo als Kassenarzt niederlassen konnte.

Um die Stellung der privilegierten Ärzte (Kassenärzte) zu sichern und die unterprivilegierten Ärzte (Nichtkassenärzte) in dieser Stellung zu belassen, wurde das Instrument der Verhältniszahl rigoros angewandt (63, 139).

Um die Zulassung für die niedergelassenen Ärzte zur Kassenpraxis zu erkämpfen, war 1948 eigens der Verband der Nichtkassenärzte gegründet worden, der sich später nach dem Urteil des Bundesverfassungsgerichts in Verband der niedergelassenen Ärzte Deutschlands (NAV) umbenannte.

Dieser Verband kämpfte im Verein mit dem Marburger Bund seit Gründung der BRD gegen die Zulassungsbeschränkung. 1952 erhob der Marburger Bund Verfassungsklage beim Bundesverfassungsgericht. Am 23. März 1960 erfolgte das Urteil, das die Zulassungsbeschränkung der niedergelassenen Ärzte zur Kassenpraxis mittels der Verhältniszahl als verfassungswidrig aufhob.

'Der Niedergelassene Arzt', das Organ des NAV, schrieb dazu: "Nunmehr hat auch das formale Recht dem Naturrecht des Arztes seinen Platz im Gefüge der Sozialversicherung wieder eingeräumt" (im Original alles gesperrt gedruckt, W.T.) (142, 6). Die Kassenärztliche Bundesvereinigung stellte alsbald fest, daß im Jahre 1960 über 6 600 Ärzte als Kassenärzte zugelassen worden waren. Daraus resultierte nach Angaben der KBV ein Einkommensverlust von ca. 12 % bei den altniedergelassenen Ärzten.

In einem Leitartikel formuliert die Tageszeitung "Die Welt" die Sorgen der niedergelassenen Ärzte. "Seitdem das Urteil des Bundesverfassungsgerichts die Zulassungsbeschränkung zur Kassenpraxis aufgehoben hat, hat der erfahrene 'Kassenlöwe' reichliche Konkurrenz. Seitdem sehen die Ärzte mit beträchtlicher Sorge auf den medizinischen Nachwuchs, der so zahlreich zu den Universitäten strömt. Denn von dorther könnte ihrem finanziellen Status in einiger Zeit der größere Schaden kommen" (22, 298).

Auch E. Wulff stellt fest, daß nach der Freigabe der Zulassung für Kassenärzte erstmals wieder eine Einheitsfront der niedergelassenen Ärzte hergestellt worden sei, deren Politik sich in der

Tendenz ausdrückt, die Zahl der Studienanfänger im Fach Medizin klein zu halten. Der Erfolg dieser Bemühungen ließe sich an der Einführung des Numerus clausus feststellen (137, 959).

Wir haben dargestellt, daß die Interessen der einzelnen ärztlichen Berufs- und Standesorganisationen je nach ihrer Stellung in der Struktur des Gesundheitswesens sehr unterschiedlich waren und zum Teil im direkten Gegensatz zueinander standen. Erst durch den Druck, den die staatlichen und politischen Institutionen auf die Ärzteschaft insgesamt ausübten, in Hinsicht auf die Durchsetzung einiger von der Ärzteschaft einhellig abgelehnter Reformpunkte, einigten sich die verschiedenen Ärzteorganisationen auf einen labilen Kompromiß, der jedesmal dann zerbrach, wenn der Druck der staatlichen und politischen Institutionen nachließ.

Die jeweils unterschiedlichen Stellungnahmen der einzelnen Ärzteorganisationen als auch die der Ärzteschaft insgesamt waren geprägt durch die wirtschaftlichen Interessen. Der niedergelassenen Ärzteschaft als der stärksten wie auch gewichtigsten Ärztegruppe, die im wesentlichen repräsentiert wurde durch die Kassenärztliche Bundesvereinigung, drohten Einkommensverluste und auch Machtabbau sowohl innerhalb der Ärzteschaft als auch gegenüber den anderen Institutionen im Gesundheitswesen der BRD.

Insbesondere die von der Reform der GKV ebenfalls intendierte Zulassungsfreiheit für Kassenärzte, die unabhängig von dieser durch ein Urteil des Bundesverfassungsgerichts vom März 1960 durchgesetzt wurde, drohte der niedergelassenen Ärzteschaft neben den Einkommensverlusten durch die anstehende Reform der GKV auch noch solche durch die Erhöhung der Zahl der niedergelassenen Ärzte. Denn bisher war es der KBV möglich gewesen, mit der sog. Verhältniszahl die Quantität des ärztlichen Nachwuchses zu regulieren.

Zur gleichen Zeit erreichte die westdeutschen Ausbildungsstätten eine Lawine von Studienbewerbern, die im wesentlichen durch das Heranwachsen der geburtenstarken Kriegsjahrgänge verursacht war.

Da die Universitäten im allgemeinen und auch die medizinischen Ausbildungsstätten auf diesen Andrang nicht vorbereitet waren, verschlechterte sich die Ausbildungssituation an den Universitäten sehr schnell erheblich, so daß zunächst partiell und sukzessiv und dann sehr schnell und geschlossen der Numerus clausus in der Allgemeinen Medizin für Studienanfänger von den Hochschulen eingeführt wurde.

Dieser Numerus clausus mußte den ärztlichen Berufs- und Standesorganisationen in der standespolitischen Situation sehr gelegen gewesen sein.

Im folgenden Kapitel werden wir untersuchen, wie konkret die ärztlichen Berufs- und Standesorganisationen in ihren Publikationen der Öffentlichkeit gegenüber diese Politik vertreten werden.

5. Stellungnahmen der ärztlichen Berufs- und Standesorganisationen zum Numerus clausus zur Zeit der Reform der GKV

Wie oben dargestellt, befand sich die Ärzteschaft in einer ökonomisch bedrohten Situation. Die anstehende Reform der GKV bedeutete für die niedergelassenen Ärzte einen erheblichen Einkommens- und auch Machtverlust. Mit dem Urteil des Bundesverfassungsgerichts hatte die Kassenärztliche Bundesvereinigung als Vertreterin der niedergelassenen Kassenärzte das Steuerungsinstrument zur Regulierung der Quantität des ärztlichen Nachwuchses aus der Hand geben müssen. Gleichzeitig stieg die Zahl der Studienanfänger in der Allgemeinen Medizin erheblich an.

In diesem Kapitel ist daher die Frage zu untersuchen, wie die ärztlichen Berufs- und Standesorganisationen in dieser spezifischen Situation auf die teilweise Einführung von Zulassungsbeschränkungen in der Allgemeinen Medizin an den medizinischen Ausbildungsstätten reagiert haben. Geht man von den bisher gemachten Feststellungen aus, daß sich für die Ärzteschaft aus der Struktur des Gesundheitswesens der BRD heraus ein Interesse ergeben muß, die Zahl der niedergelassenen Ärzte möglichst gering zu halten, so hätte sich dieses Interesse in der Situation des potentiellen Einkommensverlustes der niedergelassenen Ärzteschaft verstärkt artikulieren müssen. Unter dem Druck dieser sozio-ökonomischen Gegebenheiten mußte der Numerus clausus in der Allgemeinen Medizin von dem mehr oder weniger wohlwollend als Zuschauer registrierten hochschulpolitischen Faktum für die Ärzteschaft mehr und mehr unter dem Aspekt eines Ersatz-Steuerungsinstruments für die verlustig gegangene Möglichkeit der limitierten Zulassung zur Kassenarztpraxis gesehen werden. Untersucht werden soll, ob, und wenn ja, wie sich der Numerus clausus zum Steuerungsinstrument der Ärzteorganisationen entwickelt hat. Dabei soll besonderes Schwergewicht auf die Analyse der Argumente der Ärzteorganisationen gelegt werden. Dabei ist zu zeigen, daß die Ärzteorganisationen in der Öffentlichkeitsarbeit mit falschen oder verfälschten Argumenten gearbeitet haben, um ihre Position zu untermauern.

5.1. Ärztemangel oder Ärzteüberschuß

In diesem ersten Abschnitt soll die Ausgangssituation der Ärzteschaft, so wie sie sich in der Lektüre der ärztlichen Verbandsorgane darstellt, abgehandelt werden. Dabei standen sich innerhalb des Gesundheitssystems zwei Interessengruppen gegenüber. Die Chefärzte forderten im Verein mit den Krankenhausträgern und den Krankenkassen ein Mehr an ärztlichem Nachwuchs, um den Mangel an Assistenzärzten in den Krankenhäusern zu beheben, während die sonstige Ärzteschaft sich entschieden gegen ein Mehr an Ärzten aussprach und schon bei den damals vorhandenen Zahlen der Studienanfänger in der Allgemeinen Medizin 'Ärzteproletariat' prophezeite.

Ärztemangel

Die Kriegsvorbereitung der deutschen Faschisten wurde auch im Gesundheitswesen deutlich (63,138).

Der NS-Staat forcierte in der Kriegsvorbereitungszeit die 'Produktion' von Medizinern, um dem zu erwartenden, sich steigernden Bedarf an medizinischen Leistungen gerecht zu werden.

Durch eine Vielzahl von Maßnahmen, die Medizinstudierende begünstigten, und Rationalisierungsmaßnahmen zur Erhöhung der Ausbildungskapazität andererseits wie z.B. die Trimester, wurde eine wesentlich erhöhte Anzahl von Medizinstudenten ausgebildet (ausführlicher s. 2.1., S.   f.).

So ist es nicht verwunderlich, wenn nach Ende des Krieges ein erheblicher Überhang an ausgebildeten Ärzten sowie eine große Zahl von Medizinstudenten vorhanden waren. Der Überhang an Ärzten wurde verstärkt durch die Tatsache, daß auch die Gesundheitsversorgung brachlag, große Teile der Krankenhäuser zerstört waren, und viele Ärzte aus den sowjetischen bzw. polnisch besetzten Gebieten von Ost- und Mitteldeutschland in den Westen abwanderten. Kamen auf das Bundesgebiet 1939 bei ca. 43 Millionen Einwohnern rund 637 000 planmäßige Krankenhausbetten, so standen diesen Zahlen 1952 bei ca. 51,6 Millionen Einwohnern nur rund 534 000 planmäßige Betten gegenüber (26,35).

Die unten stehende Tabelle 16 vermittelt einen Eindruck von dem Ausmaß der Fluchtbewegung der Ärzteschaft aus den östlichen Teilen des damaligen Deutschen Reiches nach Westdeutschland.

Tab. 16: Zuwanderung von Ärzten über die Notaufnahme-Dienststellen 1952 - 1961 aus dem Gebiet der DDR

Jahr	1952	1953	1954	1955	1956	1957	1958	1959	1960	1961	insges.
Anzahl	187	317	142	200	287	296	927	570	688	762	4 373

Quelle: Krähe: Studienabbruch und Studienfachwechsel bei Medizinstudenten, Forschungsbericht, HIS-Brief 8. Okt. 70 (48,1123).

Berücksichtigt man darüberhinaus, daß in diesen Zahlen nur die Ärzte enthalten sind, die über die Notaufnahme-Dienststellen in die BRD gekommen sind, insbesondere in den ersten Nachkriegsjahren jedoch viele Ärzte direkt in die BRD umgesiedelt sind, sowie weiterhin, daß nicht diejenigen Ärzte in diesen Zahlen enthalten sind, die aus den polnisch- bzw. sowjetisch verwalteten Gebieten in die BRD übersiedelten, so wird der Grad des Zuwachses in der BRD deutlich.

"Während die Vertriebenen und Flüchtlinge anfangs ein soziales

Problem ersten Ranges für das westliche Deutschland der Nachkriegszeit und die Bundesrepublik darstellten, bildeten sie später ein Arbeitskräftereservoir für die aufstrebende Wirtschaft. Dies gilt ohne Einschränkung auch für den gesamten Bereich des Gesundheitswesens. Der ab Mitte der fünfziger Jahre entstehende Ärztemangel dürfte nicht nur die bis dahin stellenlosen oder berufsfremd tätigen Mediziner absorbiert, sondern darüberhinaus, im Zeichen des wachsenden Wohlstandes, auch eine erhebliche Anziehungskraft auf die damals in Mitteldeutschland lebenden Ärzte ausgeübt haben" (74,100).

Die Zahl der Bevölkerungsgruppen aus der DDR bei der Volkszählung 1961 in der BRD belegt diese nachdrücklich: Wurden bei der Wohnbevölkerung der BRD insgesamt 5,5 % Deutsche aus der DDR gezählt, so betrug der Anteil der Ärzte, die aus der DDR in die BRD abwanderten, 10 % der Gesamtzahl der Ärzte der BRD (74,100). Es ist aus diesem Grunde nicht verwunderlich, daß Ende 1952 ca. 19 % aller Krankenhausärzte in der BRD aus nicht- oder völlig unterbezahlten Hilfs-, Volontärärzten oder Hospitanten bestand (errechnet aus 53,2669). Diese wurden von den Krankenhausträgern ausgenutzt und waren die ständige Faust im Nacken ihrer bezahlten Kollegen (s. 2.1., S. 17 ff.).

Eine Folge der schlechten Berufsaussichten waren die niedrigen Zahlen der Studienanfänger in der Allgemeinen Medizin in den Nachkriegsjahren. 1952 - 1953 waren es nur ca. 1 800, 1954 - 1955 etwa 2 500, 1956 - 1957 stieg die Zahl der Studienanfänger auf etwa 3 000 (128,249). Erst in den folgenden Jahren beginnt parallel mit den sich ständig verbessernden Berufsaussichten der große Andrang zum Medizinstudium, der 1962 zur Einführung des totalen Numerus clausus führt. So erklärt Kreienberg (53) (Mitglied des Vorstandes der BÄK, Präsident der LÄK, Rheinland-Pfalz, Mitglied des Ausschusses und ständiger Konferenz "Ärztliche Ausbildung" u. v. a. m.): "Das erlaubt mir, die erfreuliche Feststellung zu machen, daß unsere Abiturienten einen Blick für Realitäten haben und das Studium nicht nur ... aus reiner Neigung wählen, sondern bei ihrer Wahl auch die Aussichten im Beruf prüfen" (53,2668). Diese für einen hohen Ärztefunktionär außergewöhnliche Aussage (ökonomische Motive sowohl bei der Berufswahl und bei der Berufsausübung werden von Standesfunktionären sonst regelmäßig heruntergespielt) steht im deutlichen Gegensatz zum sonstigen Tenor ärztlicher Standesfunktionäre zur Frage der Motivation von Studienbewerbern in der Allgemeinen Medizin und wirft die Frage auf, ob die sonst genannten humanitären und sozialen Motive nicht nur sekundärer Natur sind.

Mit einer zeitlichen Verzögerung, die der durchschnittlichen Länge des Medizinstudiums entspricht, sinken auch die Approbationen. Wurden 1954 noch 2 248 Approbationen erteilt, so sank diese Zahl bis 1957 auf 487, 1960 wurden wieder 1 183 Approbationen erteilt und erst 1963 wurde in etwa wieder der Stand von 1954 erreicht (128,260).

Der Rückgang der Approbationen in der Mitte der fünfziger Jahre als Ausdruck der sinkenden Zahlen der Studienanfänger nach dem Kriege wurde verstärkt durch eine Änderung der Bestallungsordnung für Ärzte. Neben einer Vielzahl anderer Änderungen wurde insbesondere eine 2jährige Ausbildungszeit als Medizinalassistenz eingeführt und damit die bisherige praktische Ausbildungszeit nach dem Staatsexamen verdoppelt. Die Folge war praktisch der Verlust eines Jahrganges von Arzten. P. Lüth (63,136) weist in diesem Zusammenhang daraufhin, daß die Ausbildungsdauer für Medizinstudenten immer dann verlängert worden ist, wenn ein (relatives) Überangebot an Ärzten bestand. Die Verlängerung des Studiums durch die Bestallungsordnung von 1953 (11) ist also auch als eine Reaktion auf die schlechte Berufssituation nach Kriegsschluß zu interpretieren. Das Studium war durch die Bestallungsordnung von 1939 zuvor gerade gekürzt worden (s. S. 17 ff.). So war es nicht verwunderlich, daß schon bald der Pressereferent der Deutschen Krankenhausgesellschaft feststellt, "daß zur Zeit mehr als 2 000 Planstellen für Assistenzärzte in den deutschen Krankenhäusern unbesetzt sind. ... wer angesichts dieser Tatsache Abschreckungsaktionen vor dem medizinischen Studium durchführt, der nimmt eine außergewöhnliche Verantwortung auf sich" (136, 126).

Das Urteil des Bundesverfassungsgerichts vom März 1960, das den Ärzten die Zulassungsfreiheit zur Kassenarztpraxis garantierte, erhöhte diesen Mangel noch. Da die ausgebildeten Ärzte und Fachärzte in der Mehrzahl ihre Berufsperspektive immer noch im niedergelassenen Arzt erblickten, sie aber die bis dahin üblichen Wartezeiten bis zur Zulassung nicht mehr überbrücken mußten, gingen nach dem Urteil des Bundesverfassungsgerichts viele Krankenhausärzte direkt in die freie Praxis. So nahm die Zahl der niedergelassenen Ärzte zwischen 1960 und 1963 um 2 961 Ärzte zu, bis 1966 ergab sich im Vergleich zu 1963 ein Minimum von 201 niedergelassenen Ärzten (134, 2909). Die durchschnittliche Verweildauer der Assistenzärzte im Krankenhaus sank erheblich (3, 276). Kreienberg (53, 2670) errechnet, daß vor dem Urteil des Bundesverfassungsgerichts zur Zulassungsfreiheit für Kassenärztliche Praxis Ärzte durchschnittlich 5, 5 Jahre und Fachärzte 9, 5 Jahre in einem Krankenhaus tätig waren. Diese Zeitspannen sanken nach dem Urteil auf 2, 8 Jahre bzw. 4, 6 Jahre Assistententätigkeit im Krankenhaus.

Von dieser Abwanderungswelle waren hauptsächlich die Krankenhäuser, aber auch das Öffentliche Gesundheitswesen betroffen.

Die Abwanderungswelle im Krankenhaus war wesentlich mit begründet in den nur begrenzten Aufstiegschancen, die die strenge Hierarchie des Krankenhauses Assistenzärzten offen ließ. So haben nur 6 - 7 % aller Assistenzärzte im Bereich der Chirurgie die Möglichkeit, Dauerstellen im Krankenhaus zu erreichen (108, 2198).
Der Fehlbestand an Ärzten im Öffentlichen Gesundheitswesen und

der Bundeswehr ist vor allem in den im Vergleich zur freien Praxis schlechten Verdienstmöglichkeiten begründet. Weiterhin haben Ärzte in diesen Bereichen ein niedrigeres Prestige sowohl unter den Ärzten selbst - ein beamteter Arzt widerspricht dem Berufsideal - als auch in weiten Teilen der Bevölkerung. Meyeringh stellt für 1960 fest, daß beim Bestand an Medizinalassistenten im Bereich der kommunalen und gemeinnützigen Krankenhäuser 209,5 Betten, statt wie bei der Besetzung aller Sollstellen 90,5 Betten auf je einen Medizinalassistenten entfallen (66).

Deshalb forderte der 'Verband der leitenden Krankenhausärzte Deutschland e.V.' im Rahmen des Zweiten deutschen Krankenhaustages in Stuttgart am 21. Mai 1960: "Der Assistentenmangel in den deutschen Krankenhäusern beginnt bedrohliche Formen anzunehmen. Er ist nach unseren Feststellungen nicht allein durch die derzeitige Struktur der deutschen Ärzteschaft bedingt. Eine weitere Drosselung des Medizinstudiums ist daher nicht mehr zu vertreten. Die Medizinischen Fakultäten der Universitäten werden gebeten, Zulassungsbeschränkungen zur medizinischen Ausbildung möglichst wieder aufzuheben" (87).

Der Mangel an Assistenzärzten in den Krankenhäusern, der sich Ende der 50iger Jahre deutlich abzeichnet, ist also in erster Linie durch den relativen Überschuß an Ärzten nach dem 2. Weltkrieg verursacht. Dieser führt zu einer Unterschätzung des tatsächlichen mittel- und langfristigen Bedarfs auf seiten der Krankenhausträger, die die Vielzahl arbeitsloser Ärzte in Aushilfsstellen ausbeuteten. Folge dieser Politik war ein Sinken der Attraktivität des Studienfachs und damit der Zahlen der Studienanfänger in der Medizin, welches sich gerade zu Ende der 50iger Jahre, als sich die ursprüngliche Ausgangssituation bereits erheblich geändert hat, in einem rapiden Absinken der erteilten Approbationen ausdrückte.

Die nachstehende Tabelle zeigt diese Entwicklung auf:

Tab. 17: An Ärzte erteilte Approbationen im Bundesgebiet

Jahr	1947	1948	1949	1950	1951	1952	1953	1954	1955	1956	1957	1958	1959
Anzahl	3092	3950	4037	3139	3625	3151	2860	2248	1677	1038	490	585	970

Quelle: B. Mikat: Medizinische Statistik in Laienhand (68,1121)
die Jahre 1947 bis 1955 ohne Saarland
siehe auch Tabellenanhang, Tabelle 4.

Die ständige Abnahme der Approbationen bis 1957 in Verbund mit einem steilen Anstieg des Bedarfs an medizinischen Leistungen (94) läßt den Mangel an Assistenzärzten im Krankenhaus offenkundig werden.

Ein deutlicher Indikator für den Mangel an Assistenzärzten im Krankenhaus ist in der hohen Anzahl der dort beschäftigten ausländischen Ärzte zu sehen. Die Ausländer haben auf eine Erteilung der Erlaubnis zur Ausübung der ärztlichen Tätigkeit keinen Rechtsanspruch. "Diese Erlaubnis ist widerruflich und zu befristen; sie wird grundsätzlich auf eine nichtselbständige Tätigkeit im Krankenhaus oder medizinischen Instituten beschränkt. ... die Behörde kann bei ihrer Entscheidung u. a. vor allem auch die Nachwuchssituation der deutschen Ärzte berücksichtigen" (26,155). Gerade unter diesem Aspekt betrachtet ergibt sich ein interessantes Bild. Da die Ärztekammer in ihrer Ärztestatistik die Zahl und die Herkunft der ausländischen Ärzte erst seit 1965 bekannt gibt, kann auf die ganze BRD bezogen für die direkte Situation 1959 bis 1961-62 keine Aussage getroffen werden. Femmer macht in seinem Aufsatz (26,156) Angaben für das Gebiet Nordrhein-Westfalens. Demnach wurden 1963 an ausländische Ärzte in der Allgemeinen Medizin 661 Genehmigungen erteilt. Diese Zahl stieg bis 1966 auf 1 006 an. Femmer errechnet aus diesen Angaben, daß 1966 etwa jeder vierte Krankenhausarzt

Ausländer war. In einer weiteren Untersuchung hat Meyeringh (67) für Teilbereiche Niedersachsens ähnliche Ergebnisse ermittelt.

Tab. 18: Entwicklung auf dem Assistenzarztsektor 1962 - 1968

	Soll	Ist	Deutsche	Ausländer
1962	779	677 = 86%	610 = 78%	67 = 8%
1964	772	630 = 82%	499 = 65%	131 = 17%
1966	748	596 = 79%	451 = 60%	145 = 19%
1968	779	635 = 81%	477 = 61%	158 = 20%

Quelle: H. Meyeringh: Der Assistentenmangel (67, 49)

Aus der Tabelle ergibt sich, daß in den erfaßten Krankenanstalten 1962 etwa 15 % der Stellen für Assistenzärzte unbesetzt waren, 8 % wurden von Ausländern eingenommen. Das Defizit der Krankenanstalten an besetzten Assistenzarztstellen erhöhte sich bis 1968 auf ca. 20 %, gleichzeitig stieg der Anteil der ausländischen Ärzte auf 20 %; d.h., daß nur noch 60 % der vorhandenen Assistenzarztstellen von Deutschen besetzt waren.

Insgesamt zählt Meyeringh in dem von ihm untersuchten Bereich 158 ausländische Ärzte, "unter denen die EWG nur je einmal durch einen Franzosen und einen Italiener vertreten ist" (67, 50).

In der erstmals 1965 von der Bundesärztekammer veröffentlichten Statistik über in der BRD tätige Ärzte werden ähnliche Ergebnisse sichtbar:

Tab. 19: In der BRD und in Westberlin tätige ausländische Ärzte am 1.1.1965 mit einer vorläufigen Erlaubnis nach § 10 BÄO

Europa:	EWG-Länder Freie Länder Ostblock	103 532 411 1 046
Amerika:	Nordamerika Mittel- u. Südamerika	18 121 139
Afrika:		81
Asien:	Vorderasien übriges Asien u. Australien	1 415 197 1 612
Staatenlos:		34
Unbekannt:		1
Alle Ausländer:		2 913

Quelle: G. Wolff: Zahl der Ärzte steigt weiter stark an (133,2733)

Nach der Ärztestatistik waren am 1.1.1965 insgesamt 17 779 Krankenhausärzte in nachgeordneter Stellung tätig. Da ausländische Ärzte in der Regel nur für solche Positionen eine Arbeitsgenehmigung erhalten, ergibt sich hieraus, daß am 1.1.1965 16,3 % aller im Krankenhausbereich besetzten Assistentenstellen von ausländischen Ärzten eingenommen wurden.

An der Spitze der ausländischen Nationen, deren Ärzte in der BRD arbeiten, stand 1965 die Türkei mit einem Anteil von 27 %, gefolgt vom Iran (17 %) und Jugoslawien (9 %). Demgegenüber machte der Anteil der Ärzte in der BRD aus den EWG-Staaten, den USA und Kanada nur 4 % aus.

Nach einer Erhebung der Landesärztekammer stieg die Zahl der ausländischen Ärzte in der BRD zwischen 1965 und 1970 um 65 %. Waren Anfang 1965 in der BRD 2 913 ausländische Ärzte beschäftigt, so stieg diese Zahl bis Anfang 1967 auf 3 778 ausländische Ärzte und bis Anfang 1970 auf insgesamt 4 793 ausländische Ärzte an (120, 73).

Aus diesen Zahlen wird deutlich, daß schon zu Beginn der sechziger Jahre ein erheblicher Teil ausländischer Ärzte an der Milderung des Assistenzarztmangels in den Krankenanstalten beteiligt ist. Diese Ärzte kommen zum überwiegenden Teil aus solchen Staaten, die ihre Ärzte selbst dringend für die gesundheitliche Versorgung der eigenen Bevölkerung benötigen. Im Anstieg des Anteils der ausländischen Ärzte "steckt die Bremse ... für einen Ausbruch, dessen Folgen ohne die Einschleusung der ausländischen Kollegen unabsehbar werden können (67, 49). Mit anderen Worten: Auf Kosten der Bevölkerung der Länder der 3. Welt ist die bundesdeutsche Bevölkerung bisher an einer schweren Krise der Gesundheitsversorgung vorbeigeschlittert.

Ärzteüberschuß

Die Einschätzung dieses Problems war bei den niedergelassenen Ärzten und ihren Organisationen in grundsätzlichen Punkten unterschiedlich zu derjenigen des Chefärzteverbandes und der Krankenhausträger.

Der Chefärzteverband war von der Reform der GKV im wesentlichen nicht tangiert, auch die Zulassungsfreiheit für Kassenärzte konnte die Chefärzte nicht bedrohen, da ja ihre privatärztliche Nebentätigkeit sich in der Regel nur auf Privatpatienten bezog. Ebenso hatten die Krankenhausträger von der Reform der GKV keine Nachteile zu erwarten.

Ganz anders die niedergelassenen Ärzte. In ihrem Kampf gegen die

Reform der GKV waren für sie die besonders drohenden Einkommensverluste und der Verlust der Freiberuflichkeit in den Vordergrund getreten. Hinzu kam durch das Urteil des Bundesverfassungsgerichts die Zulassungsfreiheit der Kassenärzte.

Auch die Zahl der Studienanfänger in der Allgemeinen Medizin war seit 1958 kontinuierlich mit der sich verbessernden Lage für Assistenzärzte gestiegen. Nahmen im Jahr 1958 3 556 Studienanfänger das Medizinstudium auf, so waren es im Jahr 1962 bereits 5 900 (128, 249).

Die niedergelassenen Ärzte sahen ihre soziale und ökonomische Stellung dreifach bedroht. Erstens drohte die Reform der GKV, die zumindest nach Einschätzung der niedergelassenen Ärzte mit u. a. Einkommensverlusten verbunden war. Zweitens war den KVs die Möglichkeit genommen worden, die Zahl der niedergelassenen Ärzteschaft zu regulieren. Auch hier mußte befürchtet werden, daß sich dadurch die Zahl der niedergelassenen Ärzteschaft sprunghaft erhöhen würde, was bei der Art des Honorierungssystems mit Einkommensverlusten verbunden sein mußte. Dies ließen mittelfristig auch die stark expandierten Studentenzahlen vermuten.

Drittens mußten die niedergelassenen Ärzte befürchten, daß durch die Verlautbarung des Chefärzteverbandes die Warnungen der BÄK vor der Aufnahme des Medizinstudiums vor der Ärzteschaft wie der Öffentlichkeit desavouiert wurden.

In dieser Situation traten die niedergelassenen Ärzte die Flucht nach vorne an und begannen in massiven Flugblatt- und Anzeigenkampagnen die Öffentlichkeit vor einem kommenden Ärzteproletariat zu warnen (s. 4.2. und 4.3., S. 113 ff.).

In einem Flugblatt an die Abiturienten des Jahrgangs 1961 und ihre Eltern warnt die BÄK: "Schließlich sei mit aller Deutlichkeit gesagt: Die Ärztedichte, die sich ein Volk wirtschaftlich leisten kann und will, ist nicht eine wissenschaftlich oder theoretisch aus

Wunschvorstellungen errechenbare Größe. Sie entsteht letztlich allein aus dem Bedürfnis der Bevölkerung an ärztlicher Betreuung einerseits und aus den Mitteln, die eben diese Bevölkerung andererseits für ihre ärztliche Betreuung aufzubringen in der Lage und bereit ist.

Wer sich diese Dinge klar macht, wird die Propaganda zur Vermehrung der Zahl der Medizinstudenten, die von interessierter Seite seit längerem betrieben wird, als geradezu unverantwortlich empfinden. Die Bundesärztekammer sieht sich daher gezwungen, nachdrücklich vor einem weiteren Zustrom zum Medizinstudium zu warnen, besonders wenn wirtschaftliche Überlegungen mitentscheidend für eine solche Berufswahl sein sollten" (14, 232).

Auch auf dem 65. Deutschen Ärztetag 1962 auf Norderney warnte die BÄK in einer Resolution, in der es u. a. hieß: "Der 65. Deutsche Ärztetag fordert daher alle verantwortungsbewußten Kräfte auf, an der Beseitigung der augenblicklichen Fehlentwicklung mitzuwirken. Er warnt vor einer weiteren Propaganda des Medizinstudiums, die rasch zu einem Ärzteproletariat führen kann" (88, 1485).

Die BÄK bezweifelte nicht, daß in bestimmten Sektoren des Krankenhauses und des Öffentlichen Gesundheitswesens ein Mangel an Ärzten auftrat. Sie stellte aber fest, daß der 'derzeitige Mangel an Assistenzärzten keineswegs einen Ärztemangel schlechthin bedeutet'. Vielmehr sei der Assistenzarztmangel im Krankenhausbereich ausschließlich ein Strukturproblem. Die Schaffung von mehr Dauerstellen für die Ober- und Assistenzärzte, die Bezahlung von Nacht- und Bereitschaftsdienst "hätten den ärztlichen Dienst im Krankenhaus strukturell an die Zeit angepaßt und die Verweildauer der Assistenten im Krankenhaus sicherlich verlängert. Eine Verlängerung der Verweildauer der Assistenten im Krankenhaus wäre demnach das Mittel der Wahl, um den Assistentenbedarf auf die Dauer zu sichern" (53, 2670).

Die Strukturkrise, in der das Gesundheitssystem in der BRD sicher steht, reduzierte sich Anfang der sechziger Jahre in den Augen der BÄK zu gewissen Anpassungsproblemen des Krankenhauses, die im wesentlichen dadurch zu lösen waren, daß Assistenzärzte länger im Krankenhaus beschäftigt werden sollten, was ja gleichzeitig hieß, sie länger von der freien Praxis fernzuhalten, und so die Einkommen der etablierten niedergelassenen Ärzte auszubauen. Diese Maßnahmen (Strukturverbesserungen des Krankenhausärztlichen Dienstes, d. Verf.) hätten den ärztlichen Dienst im Krankenhaus strukturell an die Zeit angepaßt und die Verweildauer der Assistenten im Krankenhaus sicherlich verlängert. "Nur darauf kam und kommt es aber an". Und weiter: "Die Schaffung von Dauerstellen mit genügender Selbständigkeit und ausreichender wirtschaftlicher Sicherung ist sicherlich die beste Methode, die Verweildauer der Assistenten im Krankenhaus zu verlängern, aber selbst für die praktischen Ärzte die Kostspieligste. Die Verlängerung der Ausbildungszeit, wie sie selbst für die praktischen Ärzte beschlossen wurde und wie sie für die Fachärzteausbildung zu erwarten ist, hilft das Problem lösen" (53,2670).

Den Krankenhausträgern und dem Verband der leitenden Krankenhausärzte Deutschlands e. V. wurde vorgeworfen, sie betrieben die Propaganda des Medizinstudiums nur, um die für sie 'herrlichen Zustände' nach dem 2. Weltkrieg wieder herzustellen, als diese durch ein Überangebot an Ärzten in der Lage waren, einen Teil der Ärzte unentgeldlich bzw. stark unterbezahlt zu beschäftigen. "Dagegen wenden sich die vor allem wohl aus materiellen Gründen an der Erhaltung des Gegenwärtigen Zustandes Interessierten (Chefärzte und Krankenhausträger, d. Verf.), in dem sie laut nach einer - sowohl gesundheitspolitischen wie auch für den Berufsstand - unverantwortlichen Vermehrung der Zahl der Ärzte rufen" (104, 416).

In freimütiger Offenheit gibt die BÄK allerdings auch zu, daß sie kein Interesse daran hatte, den notleidenden Kollegen eine menschliche bzw. standeswürdige Existenz zu ermöglichen.

"Insbesondere die schlechten Möglichkeiten des Überganges in die freie ärztliche Praxis infolge der Zulassungsbeschränkungen vor der Freigabe der Zulassungsbeschränkung zur kassenärztlichen Tätigkeit durch die Entscheidung des Bundesverfassungsgerichtes im Frühjahr 1960 ermöglichten es den Krankenhausträgern aus einem großen Reservoir reichlich sich anbietender jüngerer Ärzte ohne Schwierigkeiten jede benötigte Menge an Assistenzärzten zu schöpfen und dabei einen erheblichen Teil von ihnen, wie bereits erwähnt, nicht einmal nach dem Mindesttarif zu bezahlen" (104, 415).

Gerade dieses - wie sich 1960 herausstellte - verfassungswidrige Zulassungsverfahren war 1948 von den Ärzteorganisationen durchgesetzt worden und bis zuletzt von der BÄK und der Kassenärztlichen Bundesvereinigung (KBV) verteidigt worden. "Diese Verbände hätten den niedrigen sozialen Status der Krankenhausärzte längst aufbessern können, wenn sie etwa für Krankenhausambulatorien und - in Verbindung damit - für eine bessere Bezahlung der Krankenhausärzte eintreten. Das ist nie geschehen. Vielmehr haben die Ärzteverbände stets auf der Trennung von stationärer und ambulanter Behandlung bestanden, die eine soziale Deklassierung der angestellten Krankenhausärzte mit einschließt" (92, 39).

Die Debatte über zuviel oder zuwenig Medizinstudenten wurde immer mehr zu einem Spiel mit Gutachten, die das eine oder andere beweisen sollten.

Der 64. Deutsche Ärztetag 1961 faßte dazu folgenden Beschluß:
"Die BÄK soll durch ein geeignetes Institut wissenschaftliche Untersuchungen über die hauptsächlichsten Motive des derzeitigen starken Andrangs zum Medizinstudium anstellen lassen. Anhand einer Analyse dieser Untersuchungen sollen Abiturienten, Studienanfänger sowie deren Eltern in geeigneter, die psychologische Situation die-

ses Kreises besonders berücksichtigender Form beraten werden. Hierbei ist mit besonderem Nachdruck auf die Gefahren für die spätere ärztliche Tätigkeit in freier Praxis durch das Überangebot an Ärzten hinzuweisen" (9,1363). Am 21.11.61 erteilte die Bundesärztekammer Prof. K. Freudenberg und ORR, Dipl. Math. R. Nebel den Auftrag, jeweils ein Gutachten über den Bedarf an ärztlichem Nachwuchs zu erstellen. Dieses Gutachten wurde 1962 im Deutschen Ärzteverlag veröffentlicht. Die BÄK stützte ihre weitere Argumentation zur Verringerung medizinischen Nachwuchses auf diese Gutachten.

5.2. Bedarfsrechnungen

Das Gutachten von Freudenberg

Zu Beginn seiner Bedarfsanalyse stellt Freudenberg fest, daß das Wort 'Bedarf' sehr unbestimmt sei. Er beläßt es bei dieser Feststellung und unternimmt keine weiteren Anstrengungen, 'Bedarf' zu definieren.

Dann beschreibt er die Problematik seiner Arbeit wie folgt: "Als in Deutschland vor etwa 100 Jahren auf 1 000 Einwohner ungefähr 0,4 Ärzte kamen, erscheint man dies damals nicht als einen Mangel empfunden zu haben" (29,15).

In dieser Äußerung legt der Gutachter seinen gesellschaftlichen Standpunkt dar, der das gesamte Gutachten als "Roter Faden" durchziehen wird: Ca. 1860, als die gesamte Arbeiterklasse und deren Familienangehörigen ohne jeden Schutz bei Krankheit Armut und Hunger ausgeliefert waren, konnte sich nur eine kleine Schicht der Besitzenden einen 'Arzt leisten'. Als Mangel haben diesen Zustand sicher nur die nicht empfunden, die sich gerade jener ärztlichen Leistungen zu jeder Zeit sicher sein konnten. Lüth (61,28) zitiert einen Arzt, der 1856 schrieb: "Kranke Kinder und alte Leute werden gewöhnlich ganz der Natur überlassen" und bei einer Scharlach-Epidemie 1856, der bei einer Einwohnerzahl von 11 100 insgesamt 150 Menschen zum Opfer fielen, seien nur 15 Kranke in seine Behandlung gekommen.

Da sich die Ärztedichte im Vergleich zur damaligen Zeit in der BRD verdreifacht habe, kommt Freudenberg zu dem Schluß, "daß die heutige Arztdichte ihren Größenordnungen nach dem heutigen Bedarf entspricht; zu überlegen bleibt nur, ob dieser Bedarf um ein relativ Geringes unter oder über der effektiven Arztdichte liegt" (29,15).

Als nächstes beschäftigt sich Freudenberg mit den Argumenten derer, die behaupten, es gäbe einen Ärztemangel. Auf das Argument, die Wartezimmer der Ärzte seien überfüllt, entgegnet er, dies sei nur bei ganz wenigen Ärzten der Fall, ca. ein Viertel aller Ärzte hingegen sei unterbeschäftigt. "Es handelt sich also hierbei nicht darum, daß in der freien Praxis überhaupt zuwenig Ärzte vorhanden wären, sondern um eine nicht ganz zweckmäßige Verteilung auf die einzelnen Fachgebiete" (29,16).

Auch im öffentlichen Gesundheitswesen gibt es Freudenbergs Meinung nach keine wesentlichen Mangelerscheinungen.

"Daß gegenwärtig der Bedarf an Ärzten in der öffentlichen Verwaltung ungedeckt sei, ist nicht anzunehmen" (29,16), im Gegenteil, "im öffentlichen Gesundheitswesen kann man schwerlich mehr mit einer Zunahme des objektiven Bedarfs rechnen, eher mit einer Verminderung, weil das frühere Hauptgebiet des öffentlichen Gesundheitswesens, nämlich die Bekämpfung der Infektionskrankheiten, schon zu einer derartigen Zurückdrängung derselben geführt hat, daß hier nicht mehr viel zu tun übrig bleibt" (29,19).

Als gewichtigstes Argument für einen zusätzlichen Ärztebedarf wird der Mangel an Assistenten in den Krankenhäusern angesehen. Allerdings ist auch dieser nur temporärer Natur, da angesichts der Arztfülle nach dem Kriege nur wenige Studenten Medizin studieren wollten. Dieses Pendel schlüge nunmehr schon in die andere Richtung um, so daß sich der Mangel an Assistenten automatisch verringern würde, "oder er wird gar wieder in ein Überangebot von Assistenten umschlagen" (29,17).

"Das Ergebnis dieser Überlegungen ist also, daß ... kein Mangel an Ärzten besteht, sondern nur teilweise Unzweckmäßigkeiten der Verteilung, die aber auf den zahlenmäßigen Gesamtbedarf keinen Einfluß haben. Der große Anteil von niedergelassenen Ärzten mit unzulänglichen Einkommen bedeutet sogar eine merkliche Reserve, die jedoch außer acht gelassen sei. Als Ergebnis sei daher angenommen, daß das Gesamtgebiet der BRD einschließlich Westberlin gegenwärtig gerade diejenige Zahl tätiger Ärzte besitze, die dem tatsächlichen Bedarf entspricht" (29,18).

Hatte Freudenberg noch für die Zeit von 1860 bis 1960 gelten lassen, daß die Verdreifachung der Arztdichte bedingt war durch den medizinischen Fortschritt und den Auf- und Ausbau des sozialen Sicherungssystems, so negiert er diese Möglichkeit schlicht für den Zeitraum seiner Untersuchung, also die nächsten 30 Jahre bis 1990. Damit knüpfte er an die anfängliche Feststellung an, 1860 hätte man keinen Ärztemangel empfunden.

Solchermaßen eingestimmt auf die Argumentation der Bundesärztekammer und anderer ärztlicher Berufs- und Standesorganisationen stellt er zusätzlich fest, daß nur in 4 westlichen Ländern die Arztdichte höher liege +). Für die 'östliche Welt' würden zwar z. T. ebenfalls höhere Arztdichten angegeben, allerdings "sind die gesamten Verhältnisse der ärztlichen Versorgung in diesen Ländern für uns nicht genügend durchschaubar" (29,19). Deshalb werden bei Freudenberg im folgenden auch die Staaten der 'östlichen Welt' außer acht gelassen.

+) Unter Arztdichte versteht Freudenberg das Verhältnis der in einer Population approbierten Ärzte, unabhängig von strukturellen Bedingungen, zur Population insgesamt.

Nachdem Freudenberg solchermaßen jeglichen Mehrbedarf an Ärzten aufgrund politischer und sozialer wie medizinischer Entwicklungen für den Zeitraum bis 1990 ausgeschlossen hat, berechnet Freudenberg den Ersatzbedarf an Ärzten ausschließlich mit den Parametern: Höhe der Bevölkerungszahl, Wachstum und Altersstruktur der Bevölkerung, Zahl der Ärzte, Altersstruktur und der durchschnittlichen Beschäftigungsdauer der Ärzte.

Im folgenden soll nicht eingegangen werden auf die statistischen Berechnungen von Freudenberg. Einige Unstimmigkeiten auch in Bezug auf das Gutachten von Nebel (s. S. 150 f.) sollen kurz erwähnt werden. Freudenberg stellt eine Tabelle für die mittlere Aktivitätsdauer der Ärzte auf (29, 26). Dabei kommt er zu höheren Werten als Nebel in seinem Gutachten (29, 51). Das bedeutet in der Konsequenz einen geringeren Ersatzbedarf an Ärzten.

Aufgrund der oben gemachten Angaben errechnet Freudenberg eine Zahl von jährlich 2 388 Approbationen bis 1991 (29, 36), um den notwendigen Ersatzbedarf +) an Ärzten zu decken. Da jedoch nicht alle Studienanfänger auch die Approbation erlangen, Freudenberg errechnet eine 'Verlustquote' von 10, 9 %, muß die Zahl der Studienanfänger ca. 10, 9 % höher liegen, als der Bedarf an approbierten Ärzten, d. h. nach der Berechnung von Freudenberg werden für die nächsten Jahrzehnte ca. 2680 Studienanfänger in der Allgemeinen Medizin pro Jahr benötigt, um den Bedarf an Ärzten abzudecken (29, 36).

"Die Annahmen, auf denen die gesamten vorstehenden Berechnungen beruhen, sind im allgemeinen vorsichtig in der Richtung gemacht worden, daß die gefundenen Zahlen eher über als unter dem tatsächlichen Bedarf liegen werden" (29, 37).

+) Aufgrund der Annahme Freudenbergs ist der Ersatzbedarf identisch mit dem Gesamtbedarf an Ärzten.

Das Gutachten von Nebel

Nebel unterscheidet in seinem Gutachten 3 Bedarfsgruppen (29, 41):

1) den 'Ergänzungsbedarf'. "Er ist erforderlich, um die Minderung des derzeitigen vorhandenen Bestandes an berufstätigen Ärzten durch Aufgabe der ärztlichen Tätigkeit (a) vor Eintritt der Berufsunfähigkeit, (b) infolge Eintritts der Berufsunfähigkeit, (c) infolge Todes auszugleichen" (29, 41).
2) Die 2. Gruppe, i.e. Zusatzbedarf, resultiert aus der Vermehrung der Bevölkerung bei konstanter Arztdichte.
3) Die 3. Gruppe, i.e. Zusatzbedarf II, entsteht, wenn die ärztliche Versorgung der Bevölkerung steigt und darüberhinaus der Bedarf an Ärzten in den Krankenanstalten und im öffentlichen Gesundheitswesen sowie der Bundeswehr steigt.

Obwohl der Zusatzbedarf I und II von 'weittragender Bedeutung' für die Beurteilung der Bedarfssituation ist, sieht sich Nebel nicht in der Lage, ihn in seine Berechnungen mit einzubeziehen, da dieser weitgehend von den allgemeinen wirtschaftlichen und politischen Verhältnissen abhängt.

Nebel beschränkt daher seine Untersuchung von vorneherein explizit auf die Berechnung des Ersatzbedarfs +).
Er benutzt folgende Parameter zur statistischen Berechnung des Ersatzbedarfs:
Angaben über den vorhandenen Bestand berufstätiger Ärzte und deren Altersstruktur, Angaben über den Umfang der ärztlichen Berufstätigkeit und Angaben über die Altersgliederung des Neuzugangs an Ärzten (29, 42).

Aufgrund seiner Berechnungen kommt Nebel zu dem Ergebnis, daß im Zeitraum von 1961 bis 1970 durchschnittlich pro Jahr 2 000 bis

+) Nebel benützt die Begriffe Ergänzungs- und Ersatzbedarf synonym.

2 100 Approbationen (29, 54) erlangt werden müssen, um den Ersatzbedarf an Ärzten in dieser Zeit zu befriedigen. Auch Nebel nimmt eine Verlustquote von ca. 10 % im Verhältnis von Studienanfängern zu Approbierten an. Dies würde bedeuten, daß nach Nebel 2 200 bis 2 300 Studienanfänger in der Allgemeinen Medizin pro Jahr notwendig wären, um den Ersatzbedarf an Ärzten zu decken.

Nach diesen Feststellungen berechnet Nebel noch die Zahl der tatsächlich zu erwartenden Approbationen zwischen 1961 und 1970. Er kommt zu dem Ergebnis (29, 57), daß insgesamt 18 877 Approbierte im Zeitraum mehr vorhanden sein werden, als zur Deckung des Ersatzbedarfs notwendig sind.

Die beiden Gutachten von Freudenberg und Nebel, die beide im Auftrag der Bundesärztekammer 1961 abgefaßt wurden, gehen beide von denselben Unterlagen aus, die den Autoren von der BÄK zur Verfügung gestellt wurden.

Freudenberg wie auch Nebel beschränken sich auf die Berechnung des Ersatzbedarfs, bei Freudenberg unter Einschluß der Bevölkerungsvermehrung, bei Nebel ohne Berücksichtigung derselben.

Während Freudenberg in seinen "theoretischen Vorüberlegungen" die Möglichkeit eines Zusatzbedarfs, bedingt durch den medizinisch-technischen Fortschritt, durch einen erhöhten Anspruch an das Gesundheitswesen bzw. durch eine erhöhte Inanspruchnahme wegen eines erhöhten Krankenstandes, bedingt durch einen Ausbau des sozialen Sicherungssystems für den Zeitraum von 1960 bis 1990 ausschließt, und so der von ihm errechnete Ersatzbedarf an Ärzten identisch ist mit dem Gesamtbedarf an ärztlichem Personal, ist Nebel nicht dieser Ansicht. Er konstatiert einen Zusatzbedarf, den er aus seinen Berechnungen allerdings ausschließt, da er ihm nicht prognostizierbar erscheint. Die Zahl der notwendigen Studienbewerber für das Fach Allgemeine Medizin, die sich nach den

Angaben Nebels errechnen läßt, ist also nicht in jedem Fall identisch mit der Gesamtzahl der benötigten Approbationen pro Jahr.

Geht man wie Freudenberg von einem durchschnittlichen jährlichen Wachstum der Gesamtbevölkerung von 0,39 % aus (29,20) und addiert die aufgrund des so berechneten Mehrbedarfs an Ärzten, bedingt durch Bevölkerungswachstum, von etwa 800 Ärzten verteilt auf die von Nebel errechneten Jahre, inclusive der 10 % Verlustquote, so ergibt sich bei Nebel eine Zahl von ca. 2 300 - 2 500 Studienanfängern in der Allgemeinen Medizin pro Jahr, um den Ersatzbedarf unter Berücksichtigung des zu erwartenden Bevölkerungszuwachses an Ärzten abzudecken. Diese Zahl liegt noch wesentlich unter der von Freudenberg, der einen jährlichen Ersatzbedarf von 2 680 Studienanfängern berechnet hatte.

Auch die Prognosen über den von Freudenberg und Nebel erwarteten Überschuß an Ärzten über den Ersatzbedarf hinaus gehen erheblich auseinander. Während Freudenberg im Zeitraum von 1961 bis 1969 einen Überschuß an Approbationen von 9 857 (29,35) erwartet, prognostiziert Nebel einen Überschuß von 18 877 Ärzten im Zeitraum von 1961 bis 1970 [+)].

Zusammenfassend läßt sich feststellen, daß beide Gutachten sich nur mit der Feststellung eines Ersatzbedarfs auseinandersetzen. Unter Ersatzbedarf verstehen wir dabei den Bedarf an Ärzten, der notwendig ist, um die Ärzte, die infolge oder vor Eintritt der Berufsunfähigkeit bzw. durch Tod ausscheiden, zu ersetzen. Dabei wird unter Berücksichtigung des Wachstums der Bevölkerung wie deren Altersstruktur die Erhaltung der gegenwärtigen Arztdichte angestrebt.

+) Zwar stellt Nebel seine Berechnungen ab auf die Staatsexamina während Freudenberg sich auf die Approbationen bezieht, doch auch bei der Berücksichtigung einer zweijährigen Verschiebung bleibt die Diskrepanz zwischen beiden Ergebnissen erheblich.

5.3. Darstellung der Bedarfsrechnungen in der ärztlichen Standespresse

Wie wir oben bereits dargestellt haben, sahen sich die niedergelassenen Ärzte insbesondere von 3 Seiten her bedroht (s. S. 141 f.). Die Bedarfsrechnungen hatten das Ziel, unter der ständigen Bedrohung der Reform der GKV und drohenden Einkommensverlusten durch die Aufhebung der Zulassungsbeschränkung zur Kassenarztpraxis der ständig wachsenden Zahl der Studienanfänger entgegenzuwirken. Auf der anderen Seite sollte vor allem publizistisch den Forderungen der Krankenhausträger und des 'Verbandes der leitenden Krankenhausärzte Deutschlands e.V.' entgegengetreten werden.
So werden in der Zeit zwischen 1961 und 1963 eine Vielzahl statistischer Berechnungen in der ärztlichen Standespresse veröffentlicht, die meistens auf den Gutachten von Freudenberg und Nebel fußen (29). Unter der Vielzahl von Veröffentlichungen ist das Flugblatt, das die Bundesärztekammer 'an die Abiturienten des Jahrganges 1961 und ihre Eltern' versandte, hinsichtlich seiner Massenwirksamkeit am bedeutsamsten. Es soll im folgenden auf seine statistischen Aussagen hin überprüft werden.

Die zentralen Aussagen der BÄK, die zum Beweis des drohenden Ärzteproletariats herangezogen werden, kreisen um zwei Hauptkomplexe. Zum einen wird auf eine (angeblich) sehr hohe Arztdichte in der BRD im Vergleich zu dem vergleichbaren Ausland aufmerksam gemacht, zum anderen wird darauf hingewiesen, daß die bereits Studierenden eine Quantität darstellen, die um ein Vielfaches größer sei als der benötigte Nachwuchs.

Die Arztdichte

Bei einer Durchsicht der wichtigsten Publikationen in der ärztlichen Standespresse zur Bedarfsfrage wird man für den Zeitraum von 1958 - 1961 eine Vielzahl verwirrender Angaben zur Ärztedichte finden:

1958:	1 Arzt auf 638 Einwohner	(53,2676)
1960:	1 Arzt auf 675 Einwohner	(14,231)
1961:	1 Arzt auf 659 Einwohner	(3, 276)
	1 Arzt auf 717 Einwohner	(3, 276)
	1 Arzt auf 667 Einwohner	(68,1125)

In seinem Gutachten gibt Freudenberg eine Ärztedichte von 1 Arzt zu 730 Einwohnern an. Er stützt sich dabei offensichtlich auf eine Statistik der World Health Organization. Ihr liegen die Jahre 1957 bzw. 1958 zugrunde. Auf dieselben Angaben stützt sich auch der Verband der leitenden Krankenhausärzte (39,230) sowie die Deutsche Krankenhausgesellschaft, ein Verband der Krankenhausträger (8,97).

Im folgenden soll nur die Angabe in dem Flugblatt an die Abiturienten des Jahrganges 1961 (14) untersucht werden, weil an diesem Beispiel exemplarisch die Methoden der BÄK dargestellt werden können, die Öffentlichkeit in ihrem Sinne zu informieren und zu manipulieren.

Unter Ärztedichte läßt sich grundsätzlich zweierlei verstehen, einmal kann Arztdichte das Verhältnis aller als Ärzte Ausgebildeten in einer Population in Beziehung gesetzt zu dieser Population bedeuten; zum anderen kann sich Arztdichte auch beziehen auf das Verhältnis der in einer Population zur gesundheitlichen Versorgung dieser Population tatsächlich eingesetzten Ärzte.
Das Wesentliche an der Propaganda der ärztlichen Berufs- und Standesorganisationen ist nun, daß Zahlen für das Erstere als solche für das Zweitere ausgegeben werden.

In dem Flugblatt der Bundesärztekammer an die Abiturienten des Jahrgangs 1961 wird den Abiturienten folgende Tabelle vorgeführt:

"Die Zahl der in der Bundesrepublik und in Westberlin registrierten Ärzte ist in den letzten zehn Jahren ständig und stark gestiegen".

Es wurden gezählt:

im Jahre 1950: 67 900+) Ärzte = 734 Einwohner je 1 Arzt

Anfang 1955: 74 700+) Ärzte = 685 Einwohner je 1 Arzt

Anfang 1960: 82 000+) Ärzte = 675 Einwohner je 1 Arzt

\+ einschließlich 'Pflichtassistenten' seit 1953 der 'Medizinalassistenten' (14, 231).

Wie kommt die BÄK zu diesen Zahlen?

Die nachstehende Tabelle zeigt die quantitative Entwicklung der Ärzteschaft im allgemeinen und der Hauptgruppen in der BRD auf.

Tab. 20: Ärzte und Medizinalassistenten in der Bundesrepublik Deutschland und Westberlin 1952 - 1960

Berufstätige Ärzte u. MA					Nichtberufstätige Ärzte	
Berichtsjahr	In freier Praxis	Hauptamtl. KKhs	Ärzte i.d. Verw.	MA	nach amtl. Statistik	Meldung d. ÄKs
1952	67 852	42 232	21 314	-	3 778	.
1953	70 144	44 001	21 438	-	3 842	.
1954	71 766	44 863	21 883	-	3 729	-
1955	73 788	45 461	21 791	787	3 459	.
1956	74 851	46 002	21 801	1 006	3 697	.
1957	76 580	46 603	22 095	1 442	3 623	4 591
1958	77 965	47 300	21 876	2 208	3 712	5 713
1959	80 303	47 813	22 473	2 659	3 744	5 690
1960	82 633	49 225	22 646	3 283	3 897	6 225

Quelle: Statistisches Bundesamt (Hrsg.): Statistisches Jahrbuch für die BRD 1952 - 1972
Statistisches Bundesamt (Hrsg.): Statistik des Gesundheitswesens 1952 - 1972
S. Koller u.a.: Ärzteanalyse aufgrund der Volkszählung 1961, Bonn 1970, S. 112
Bundesärztekammer: Tätigkeitsbericht der Bundesärztekammer 1961/62 - 1970/71

Die BÄK hat sich in ihrem Flugblatt genau an den oben beschriebenen Manipulationsmechanismus gehalten. Sie hat lediglich die Zahl sämtlicher 1960 als Ärzte berufstätiger Bürger der BRD in Beziehung gesetzt zur Zahl der Bevölkerung in der BRD, ohne dabei zu beachten, ob diese für die gesundheitliche Versorgung der Bevölkerung zur Verfügung stehen. Bei insgesamt 82 633 Ärzten und einer Gesamtbevölkerung von 55,26 Mill. Einwohnern (8,96) ergibt sich eine Arztdichte von etwa 675 Einwohner je Arzt.

Bei dieser Art der Berechnung der Arztdichte sind der BÄK zunächst 2 Manipulationen nachzuweisen:

Zunächst werden die Medizinalassistenten als Ärzte mitgezählt. Medizinalassistenten dürfen jedoch nach der Bestallungsordnung für Ärzte von 1953 (11) zwingend keine eigenverantwortliche ärztliche Tätigkeit ausüben.

Zum anderen werden die Ärzte, die in Forschung, Verwaltung oder in anderen abhängigen Tätigkeiten stehen, ebenfalls zur Berechnung der Arztdichte mit herangezogen. Hierunter fallen Ärzte in der Arbeitsverwaltung, der Bundeswehr oder in den wissenschaftlichen theoretisch-medizinischen Forschungsinstituten. Nach einer Statistik der Berufe des Gesundheitswesens, des Statistischen Bundesamtes, die 1968 im Deutschen Ärzteblatt veröffentlicht wurde (135,2896), können ca. 50 % der in diesen Gruppen statistisch erfaßten Ärzte als Ärzte im Öffentlichen Gesundheitswesen, als hauptamtliche Werksärzte etc. als in der Gesundheitsversorgung der Bevölkerung tätig angesehen werden. Die anderen 50 % sind nicht mehr an der gesundheitlichen Versorgung der Bevölkerung beteiligt. Diese können also auch nicht zur Berechnung der Arztdichte herangezogen

---

Fußnote zu Seite

+) Leider gibt die BÄK nicht an, wo sie die Zahlen für 1950 entnommen hat. Das Material des Statistischen Bundesamtes beginnt erst ab 1953. In der folgenden Tabelle, die aus einer in den ÄM, Nr. 20, 1963, S. 1117

werden.

Subtrahiert man also die Medizinalassistenten und die nicht der ärztlichen Versorgung der Bevölkerung zur Verfügung stehenden Ärzte von der Gesamtzahl der bei Mikat (68) angegebenen berufstätigen Ärzte, so standen 1960 insgesamt 75 610 Ärzte in freier Praxis, als Krankenhausärzte und im öffentlichen Gesundheitswesen zur ärztlichen Versorgung der Bevölkerung zur Verfügung. Bei einer Einwohnerzahl von 55,26 Mill. Einwohnern (8,96) ergibt sich somit eine Arztdichte von 731 Einwohnern je Arzt. Eine identische Zahl hatten auch Freudenberg und Nebel in ihren Gutachten, sowie die Publikationsorgane des Chefärzteverbandes und der Krankenhausträger angegeben.

Im Flugblatt (14) an die Abiturienten des Jahrgangs 1961 werden dann, um den "Überschuß" zu "verdeutlichen", neben der vermeintlichen Arztdichte in der BRD die Arztdichten verschiedener Staaten aufgeführt.

Zunächst wird dabei der Arztdichte in der BRD von 1960 die der anderen Staaten von 1955 gegenübergestellt, obwohl auch der BÄK zu diesem Zeitpunkt die neuere Zusammenstellung der WHO (8,97) hätte bekannt sein müssen. Wie der unten stehende Vergleich der Arztdichte verschiedener Staaten zeigt, hat gerade in den 50iger Jahren die Arztdichte in den aufgeführten Staaten zum Teil erheblich zugenommen.

Weiterhin wird nicht erwähnt, unter welchen Bedingungen in den zu vergleichenden Staaten die Arztdichte berechnet wurde.

Der Vergleich mit den Arztdichten anderer Länder kann aber nur dann ein objektives Bild ergeben, wenn entsprechende Vergleichsgrößen gegenübergestellt werden. So wäre es beispielsweise wichtig zu wissen, wie die Ärzte in den anderen Staaten registriert werden, weiterhin welche Arztgruppen etc.

Daß die Angaben über die Arztdichten anderer Staaten schwer zu durchschauen und kaum nachprüfbar sind, zeigt ein Blick auf die in der ärztlichen Standespresse abgedruckten Daten innerhalb eines kurzen Zeitraums:

Tab. 21: Ärztedichten ausländischer Staaten in der ärztlichen Berufs- und Standespresse 1961 - 1963 (Beispiele)

Staaten	1955	1957/58	1959/60	1964/65
Israel	.	420	406	
Österreich	.	610	620	
Belgien u. Lux.	955			
Belgien			822	705
Luxemburg			910	
Dänemark	931	833	829	
Frankreich	1 093	949	947	890
Großbritannien	1 149			
England u. Wales		1 057	966	
Schottland		860	786	
Niederlande	966		900	734
Schweiz	976	696	732	
USA	750	802	784	680
Sowjetunion		603	588	454
CSSR		663	569	541
Bulgarien		760	744	605
Rumänien		820+	795	
Argentinien		760	693	

\+ Spezialisten für Erkrankungen der Mundhöhle (stomatologists) und "Ärzte für Zahnforschung" sind hier mit einbezogen.

Quellen: Für 1955 ÄM, Nr. 5, 1961, S. 231
1957/58 ÄM, Nr. 51-52, 1962, S. 2676
1959/60 AM, Nr. 20, 1963, S. 1125
Ostblockländer nach: Das Krankenhaus, Nr. 2, 1901, S. 97

Soweit erkennbar beziehen sich die Angaben der Ärztepresse auf Statistiken der WHO, Genf, auf Angaben des Statistischen Bundesamtes, auf Meldungen der Landesärztekammern und auf Persönliche Angaben. Die Angaben für die Jahre 1964/65 sind aus: Wissenschaftsrat, Empfehlungen des WR zur Struktur und zum Ausbau der medizinischen Forschungs- und Ausbildungsstätten n., 1968, S. 94.

Im Flugblatt an die Abiturienten des Jahrgangs 1961 (14, 231) stellt die BÄK fest: "Die Bundesrepublik hat damit nach Israel und Österreich die größte Arztdichte der westlichen Welt. Die nachfolgende Tabelle (s. o. die Spalte 1955) vermittelt zum Vergleich einen Überblick über die Zahl der Ärzte in denjenigen Ländern, deren wirtschaftliche und soziale Verhältnisse und damit Arbeits- und Existenzmöglichkeiten denen der Bundesrepublik in etwa entsprechen" (14, 231). Die untenstehende Tabelle weist mit Zahlenmaterial, das ausschließlich aus den Publikationen der BÄK gesammelt wurde, nach, daß die Angabe der BÄK, in der BRD hätten wir die dritthöchste Ärztedichte, falsch ist. Vielmehr liegt die BRD erst an 6. Stelle.

Tab. 22: Ärztedichte 1959/60

Rang	Nation	Arztdichte
1	Israel	406
2	CSSR	569
3	Sowjetunion	588
4	Österreich	620
5	Argentinien	693
6	BRD	731
7	Schweiz	732
8	Bulgarien	744
9	Italien	772
10	USA	784
11	Schottland	786
12	Rumänien	795
13	Belgien	822
14	Dänemark	829
15	Niederlande	900

Quellen: s. o.

Sieht man davon ab, daß in der Tabelle der Arztdichten anderer Staaten (14, 231) (vergl. Spalte 1955 obiger Tabelle S. 158) sämtlichst die fehlen - dazu gehören auch Israel und Österreich- , deren Arztdichten höher als die der BRD sind, und nur solche dargestellt werden, deren Arztdichten erheblich unter der der BRD liegen, so muß davon unabhängig festgestellt werden, daß es eine Irreführung ist, bei Vergleichen mit Staaten wie den USA etwa anzugeben, die sozialen Verhältnisse dort entsprechen denen der BRD.

Bevor wir in der Diskussion über die Arztdichte fortfahren, muß hier ausdrücklich unterstrichen werden, daß die Diskussion der Frage zuviel oder zuwenig Ärzte anhand der Ärztedichte selbst schon eine Irreführung darstellt. Es liegt auf der Hand, daß die Quantität von Ärzten, die notwendig sind um die gesundheitliche Versorgung der Bevölkerung sicherzustellen, abhängig ist von der Organisation der gesundheitlichen Versorgung und vom Stand des Ausbaues des Systems der sozialen Sicherung der Bevölkerung.

Nachdem wir den von der BÄK angestellten Vergleich der Arztdichte in der BRD mit der in anderen Staaten untersucht haben, wollen wir noch einmal zur Tabelle auf S. 155 eingehen. In dieser werden für das Jahr 1960 insgesamt 82 633 berufstätige Ärzte angegeben. Hieraus wird die Ärztedichte berechnet. Dabei nicht berücksichtigt ist die Altersstruktur der deutschen Ärzte. Da es für die Ausübung ärztlicher Tätigkeit in der BRD keine Altersgrenze gibt und viele Ärzte nicht ausreichend für das Alter vorgesorgt haben, ist ein großer Teil der über 65jährigen Ärzte noch berufstätig, dies zumeist aber nicht mehr vollberuflich.

Tab. 23: **Erwerbstätige Ärzte nach Altersgruppen und Wochenarbeitszeit 1961**

Alter von ... bis unter ... Jahren	Erwerbstätige Ärzte				
	insgesamt	davon mit Wochenar. zeit v. . . Std.			
		unter 15	15-25	25-40	über 40
bis 30	4 542	17	13	132	4 380
30 - 40	19 263	522	150	687	17 904
40 - 50	30 573	742	280	1 385	28 166
50 - 60	17 861	260	178	865	16 558
60 - 65	4 786	83	88	349	4 266
65 - 70	3 553	121	144	361	2 927
70 - 75	1 957	97	127	309	1 424
75 - 80	597	59	66	100	372
80 und älter	253	36	40	59	118
insgesamt	83 385	1 937	1 086	4 247	76 115

Quelle: Wissenschaftsrat (WR): Empfehlungen des WR zur Struktur und zum Ausbau der medizinischen Forschungs- und Ausbildungsstätten, Köln 1968, S. 270.

Aus diesen Zahlen hat der Wissenschaftsrat errechnet (128, 271) Fußnote), wieviel Ärzte mit voller Arbeitskraft für die gesundheitliche Versorgung der Bevölkerung zur Verfügung stehen. "Bei einer Umrechnung auf volle Arbeitskräfte mit einer Wochenstundenzahl von 40 und mehr reduziert sich die Zahl der erwerbstätigen Ärzte von 83 385 auf 79 160 oder 94,6 % und zwar bei den Männern von 67 771 auf 65 702 oder 96,9 % und bei den Frauen von 15 614 auf 13 458 oder 86,2 %" (128, 218).

Beziehen wir die Zahl der Einwohner auf die Quantität der erwerbstätigen Ärzte mit voller Arbeitskraft, so erhalten wir bei Zugrundelegung der Zahlen von 1960 folgende Arztdichte der BRD:

75.610 Ärzte waren 1960 erwerbstätig und standen der Bevölkerung zur gesundheitlichen Versorgung zur Verfügung. Dieser Zahl entsprechen ca. 71 600 voll ärztlich Tätige. Bei einer Einwohnerzahl von 55,26 Mill. (8,96) einem Verhältnis von einem Arzt zu ca. 772 Einwohnern.

Des weiteren erweckt die BÄK in dem Flugblatt (14) den Eindruck, als habe die Zahl der Ärzte zwischen 1950 und 1960 so stark zugenommen, daß künftig nicht ausreichend Arbeits- und Einkommensmöglichkeiten für angehende Ärzte bestünden. Es wird zu prüfen sein, ob diese Tendenz richtig ist.

In der Tabelle 20 auf Seite 155 ist eine Untergliederung in die Hauptberufsrichtungen der Ärzte vorgenommen. Setzt man die für das Jahr 1952 angegebenen Werte gleich Hundert, so ergeben sich in den einzelnen Berufsrichtungen bis 1960 folgende Zuwachsraten:

Tab. 24: Zuwachsraten in den ärztlichen Berufssparten zwischen 1952 - 1960, in %

Berichts-Jahr	Ärzte			
	insg.	in freier Praxis	KKhs ärzte	Ärzte i.d. Verw.
1952	100	100	100	100
1953	103,5	104	100,5	107
1954	105,8	106	102,5	116,5
1955	107,8	107,2	102	134,1
1956	109	108,8	102	141
1957	111	110,2	103,6	150,2
1958	111,9	112	102,6	153,6
1959	114,8	113	105,2	172
1960	117	116,4	106,1	174,8
insges.	17	16,4	6,1	74,8

Quelle:
Statistisches Bundesamt (Hrsg.): Statistisches Jahrbuch für die BRD 1952 - 1972

noch Quellen zu Tab. 24:

Statistisches Bundesamt (Hrsg.): Statistik des Gesundheitswesens 1952 - 1972

S. Koller u. a.: Ärzteanalyse aufgrund der Volkszählung 1961, Bonn 1970, S. 112

Bundesärztekammer: Tätigkeitsbericht der Bundesärztekammer 1961/62 - 1970/71

Im gleichen Zeitraum wuchs die Bevölkerung in der BRD von 48,5 Mill. Einwohnern 1952 (95,30) auf 55,8 Mill. Einwohner 1960 (33,18). Dies entspricht einer Steigerungsrate von 15 %.

Da die in freier Praxis niedergelassenen Ärzte ein Behandlungsmonopol für die ambulante Medizin innehaben, hat sich die Versorgung der Bevölkerung mit ärztlichen Leistungen auf diesem Sektor im Zeitraum nur um 1,4 % verbessert (s. Tabelle S. 29). Kamen 1952 auf ca. 1 150 Einwohner ein niedergelassener Arzt, so waren es 1960 ca. 1 132 Einwohner. Eine Verbesserung, die allein durch die fortschreitende Spezialisierung in der Medizin wettgemacht sein dürfte.

"Die Basis der ambulanten ärztlichen Versorgung der Bevölkerung lag bisher und wird auch in Zukunft beim praktischen Arzt liegen" (106,290).
Folgt man diesem Zitat Stockhausens, so muß man feststellen, daß sich die Basis der ärztlichen Versorgung der Bevölkerung verschlechtert hat. Standen 1953 noch 51,2 niedergelassene Praktische Ärzte auf je 100 000 Einwohner für die gesundheitliche Versorgung zur Verfügung, so sank diese Zahl bis 1958 auf 49,9 und 1963 auf 49,2 Ärzte je 100 000 Einwohner in der BRD (108,2199).

Der Anteil der Fachärzte insgesamt erhöhte sich zwischen 1955 und 1960 von 35,1 % auf 40,8 %, der Anteil der Praktischen Ärzte insgesamt an der erwerbstätigen Ärzteschaft sank von 64,9 % 1955 auf 59,2 % 1960 (16,4). Der Trend, bei der Berufswahl nicht mehr den praktischen Arzt sondern den Facharzt anzustreben, wird allerdings erst in den 60iger Jahren voll zum tragen kommen.

Wie schon oben bemerkt, sagt die Arztdichte nichts aus über die Verteilung der Ärzte auf die einzelnen Disziplinen, über die Altersstruktur (s. o.) und auch nichts über die regionale Verteilung. Hier sind in der BRD in zweifacher Hinsicht große Unterschiede festzustellen.

Zum einen besteht ein erhebliches Gefälle zwischen der ärztlichen Versorgung in ländlichen Gebieten und in den Städten, zum anderen sind zwischen den einzelnen Bundesländern erhebliche Unterschiede festzustellen.

Tab. 25: Regionale Verteilung der Ärzte 1961 (Arztdichte) +

Bundesland	Arztdichte
Schleswig-Holstein	720
Hamburg	500
Niedersachsen	810
Bremen	640
Nordrhein-Westfalen	760
Hessen	640
Rheinland-Pfalz	830
Baden-Württemberg	670
Bayern	680
Saarland	890
Westberlin	430

+ einschl. Medizinalassistenten, ohne mithelfende Ärztinnen und ohne Bundeswehrärzte

Quelle: Der Arzt, Materialien aus der Arbeitsmarkt- und Berufsforschung Nr. 22/71 der Bundesanstalt für Arbeit.

Wie die obige Tabelle zeigt, besteht ein deutliches Gefälle zwischen den Bundesländern in der ärztlichen Versorgung der Bevölkerung.

Noch deutlicher wird der Vergleich, wenn die Arztdichten in den Ländern unterschieden werden nach Stadt- und Landkreisen.

Tab. 26: Die Arztdichte in den Bundesländern nach Stadt- und Landkreisen

Bundesland	Stadtkreise	Landkreise
Schleswig-Holstein	580	740
Hamburg	500	-
Niedersachsen	550	1 020
Bremen	660	-
Nordrhein-Westfalen	640	940
Hessen	420	880
Rheinland-Pfalz	490	1 090
Baden-Württemberg	390	800
Bayern	410	1 060
Saarland	460	1 070
Berlin (West)	430	-
Bundesdurchschnitt	510	1 010

Quelle: Koller, S., Zahl, Struktur und Nachwuchsbedarf der Ärzte hrsg. BuJFG, S. 81.

Bei diesem Vergleich läßt sich feststellen, daß die Ärztedichte in den städtischen Gebieten im Durchschnitt doppelt so hoch ist, wie in eher ländlichen Gebieten. Weiterhin ergibt sich aus der Tabelle ein deutliches Süd-Nord-Gefälle bei der Ärztedichte in den Stadtkreisen, während es bei den Landkreisen umgekehrt ist. Hieraus könnte bei aller grundsätzlichen Unterschiedenheit ein höheres Maß an Ausgeglichenheit der gesundheitlichen Versorgung der BRD im Norden als im Süden vermutet werden.

Tab. 27: Wohnbevölkerung, Ärzte und Einwohner je Arzt nach Gemeindegrößenklassen 1961

Gemeinden mit ... bis unter ... Einwohnern	Wohnbev. in %	Ärzte in %	Einwohner je Arzt
unter 5 000	34,2	15,7	1 524
5 000 - 10 000	9,0	8,6	726
10 000 - 20 000	7,2	8,8	569
20 000 - 50 000	9,8	12,5	554
50 000 -100 000	6,3	8,3	536
100 000 u. mehr	33,5	46,1	508

Quelle: Empfehlungen des WR ..., 1968, S. 267

Obige Tabelle verdeutlicht noch einmal mit aller Klarheit die unterschiedliche ärztliche Versorgung in der BRD. Während in Gemeinden bis zu 5 000 Einwohnern 1961 34,2 % der Gesamtbevölkerung der BRD lebten, waren in solchen Gemeinden nur 15,7 % aller Ärzte niedergelassen. In Gemeinden bis zu 5 000 Einwohnern kam somit auf 1 524 Einwohner ein Arzt.

Zusammenfassend muß festgestellt werden, daß die Arztdichte als numerische Größe ein nicht brauchbarer Maßstab für die Qualität der ärztlichen Versorgung der Bevölkerung der BRD ist. Mit der Höhe dieser numerischen Arztdichte die Diskussion über ein zuviel oder zuwenig an Ärzten in der BRD zu führen, ist irreführend.

Angaben zur Arztdichte sind nur sinnvoll unter Berücksichtigung des Systems der gesundheitlichen Versorgung der Bevölkerung, dessen Organisation und des Systems der sozialen Sicherung der Bevölkerung.

Aus diesem Grund und wegen der Unkenntnis der statistischen Erfassungsmethoden sind Vergleiche der Ärztedichte in der BRD mit anderen Staaten nur mit äußerster Vorsicht durchzuführen.

Weiterhin muß bei der Diskussion der Arztdichte das Niveau des wissenschaftlich-technischen Entwicklungsstandes der Gesellschaft und der Stand der medizinischen Entwicklung berücksichtigt werden.

Die Struktur der Bevölkerung wie die Struktur der Ärzteschaft hinsichtlich der Verteilung auf ambulanten und stationären Bereich des Gesundheitssystems der BRD, ebenso in Bezug auf die Disziplinen wie auf die Altersstruktur, sind in Rechnung zu stellen.

Des weiteren ist es unablässig, die regionale Verteilung der Ärzteschaft zu erfassen.

Erst unter Einbeziehung dieser Gesichtspunkte ist die Aussage möglich, die Arztdichte eines bestimmten Landes sei zu hoch, richtig oder zu niedrig.

Die Bundesärztekammer benutzt den Terminus 'Arztdichte' in einer für die Öffentlichkeit irritierenden Art und Weise. Während sie den Anschein erweckt, als berücksichtige sie bei ihren Aussagen zur Arztdichte alle oben gemachten Bedingungen, gibt sie in Wirklichkeit nur an, wieviel ausgebildete Ärzte in der Bevölkerung der BRD leben.

Die in dem Bestreben, möglichst viele Abiturienten vom Medizinstudium fernzuhalten, genannten Zahlen sind falsch. Berücksichtigt man die oben genannten Bedindungen, so kann von einem existenten oder drohenden Ärzteüberschuß keine Rede sein. Im Gegenteil, bei einer nicht von einseitigen Interessen diktierten Optik wird gerade mit den Angaben der BÄK der schon 1961 sichtbare Ärztemangel in weiten Teilen des Gesundheitssystems der BRD deutlich.

Der Bedarf an Ärzten

Die Bundesärztekammer stützt ihre Warnung vor zuviel Medizinstudenten in dem Flugblatt an die Abiturienten des Jahrgangs 1961 'Die Aussichten im ärztlichen Beruf' (14) neben der Warnung vor einer zu hohen Arztdichte mit der eng damit verknüpften Behauptung: "Um die Zahl derjenigen Ärzte, die durch Tod oder aus anderen Gründen aus dem ärztlichen Beruf ausscheiden, zu ergänzen, wird zur Zeit ein jährlicher Zugang von maximal 1 500 bis 1 600 Ärzten (Ergänzungsbedarf) benötigt. Tatsächlich haben aber nach der obenstehenden Übersicht im Jahre 1959/60 fast 5 000 junge Menschen mit dem Studium der Medizin begonnen, so daß der Nachwuchs mehr als das Dreifache des derzeitigen Ergänzungsbedarfs (im Original hervorgehobene, fette, größere Schrifttype) erreicht" (14,232).

Die Bundesärztekammer behauptet also, daß bei einer konstanten Ärztedichte in der BRD jährlich 1 500 - 1 600 Neuapprobationen benötigt würden. "Bisher hat die Bundesärztekammer stets nur versichert, daß ihre Schätzung des Ergänzungsbedarfs auf exakten Grundlagen beruhe. Sie hat aber, soweit dem Verfasser bekannt ist, noch niemals in der Öffentlichkeit im einzelnen ausführlich dargelegt, auf welche Zahlenvergleiche und Überlegungen sie ihre Schätzungen gründet" (8,100). Bevor wir auf diese Frage näher eingehen, soll das oben angeführte Zitat einer kurzen Analyse unterzogen werden. Zunächst definiert die BÄK sehr genau, was sie unter Ergänzungsbedarf verstanden haben will, nämlich nur Ergänzung für diejenigen Ärzte, die durch Tod oder sonstige Gründe aus dem Beruf ausgeschieden sind. Dieser Ergänzungsbedarf bezieht sich also nicht auf andere Parameter, wie z.B. Wachstum der Bevölkerung etc., die üblicherweise zum Ergänzungsbedarf hinzugerechnet werden müssen.

Einen Satz später stellt die BÄK dann jedoch fest, als wäre unter

Ergänzungsbedarf eben der gesamte Ergänzungsbedarf eines Jahres und nicht nur ein Teil - Ergänzungsbedarf zu verstehen, daß: "der Nachwuchs mehr als das Zweifache des derzeitigen Ergänzungsbedarfs erreicht" (14,232).

Auch hier ist wieder, wie schon bei den Wortspielereien mit der 'Arztdichte' festgestellt wurde, die Öffentlichkeit irregeführt worden. Hinzu kommt noch, daß auch der BÄK bekannt ist, daß nicht alle Studienanfänger in der Medizin auch die Approbation erhalten, also eine Schwundquote zu beachten ist, die die BÄK bei ihrem Zahlenspiel negiert.

Zurück zur Frage der Genese des Ergänzungsbedarfs von 1 500 - 1 600 Ärzten pro Jahr.

Bernhardt (8,100) zitiert das Berliner Ärzteblatt, welches ebenfalls der Auffassung sei, ein von der BÄK genannter Ergänzungsbedarf von 1 800 Ärzten jährlich gehe an der Realität absolut vorbei, es sei denn, die BÄK habe dabei nur an den Bedarf in der freien Praxis und in Krankenanstalten gedacht. "Dafür spricht allerdings die Erklärung der Bundesärztekammer, die stark angestiegene Zahl der Studienanfänger stehe in einem Mißverhältnis 'zu der Möglichkeit, in freier Praxis oder an Krankenanstalten eine Dauerexistenz zu finden' (8,100). "Dafür spricht auch eine Meldung in der 'Ärztlichen Praxis', der zufolge der Marburger Bund von einem Nachholbedarf von Ärzten in eigener Praxis in Höhe von 1 500 Ärzten jährlich gesprochen haben soll" (139,2573).

Dieser Bedarf würde sich ergeben unter der Annahme von 47 813 niedergelassenen Ärzten mit einer durchschnittlichen Tätigkeitsdauer von etwa 33 Jahren (8,100).

Das würde bedeuten, daß damit der Ergänzungsbedarf für die anderen ärztlichen Berufssparten noch nicht gedeckt ist. Auch hier, so scheint es, hat die BÄK mit ihren Angaben die Öffentlichkeit erheblich getäuscht.

In seinem Aufsatz 'Zuviel oder zuwenig Ärzte?' greift Kreienberg (53) die Problematik des Ergänzungsnachwuchses wieder auf. Er interpretiert hierzu die inzwischen von der BÄK in Auftrag gegebenen und fertiggestellten Gutachten von Freudenberg und Nebel (29 s. S. 1 ff.).

Wie schon oben erwähnt, wird bei den Angaben zum Ergänzungsbedarf von Seiten der BÄK die vorhandene Arztdichte als ausreichend vorausgesetzt. Bei der Berechnung des Bedarfs sei dies also konstant zu setzen. Fast zynisch fragt Kreienberg: "man zeige mir Gesundheitsschäden der Bevölkerung, man zähle mir die Volksseuchen auf, die in den letzten 15 Jahren aufgetreten sind, weil die gesundheitliche Betreuung der Bevölkerung an irgendeiner Stelle durch einen Mangel an Ärzten unzureichend war" (53, 2672). Fehlende Assistenzärzte in den Krankenhäusern, fehlende Ärzte im öffentlichen Gesundheitswesen, fehlende Ärzte bei der Bundeswehr "das sind alles nur Symptome einer ungleichen Verteilung. Die Frage des Bedarfs wird dadurch eigentlich nicht berührt" (53, 2673).

Hierin weiß sich Kreienberg auch mit Freudenberg einig, der vorschlägt, das Assistenzärzteproblem in den Krankenhäusern dadurch zu lösen, daß den Ärzten zur Auflage gemacht wird, vor einer freien Niederlassung zunächst 10 Jahre im Krankenhaus als angestellter Arzt tätig zu sein.

Im Zusammenhang hiermit begründet Kreienberg das Eintreten für weniger ärztlichen Nachwuchs: "Abgesehen davon wäre es ein Verbrechen, durch eine sinnlose und letzten Endes auch sehr kostspielige ... Überfüllung des ärztlichen Berufs die Ärzteschaft wirtschaftlich in eine solche Notlage zu bringen, daß das Verantwortungsbewußtsein und die Moral, die im ärztlichen Beruf nun einmal besonderen Belastungen ausgesetzt sind, beim einzelnen Arzt überfordert sein könnten. ... Dadurch würde sich aber das Bild des deutschen Arztes schlechthin trüben. Es geht uns also letzten Endes auch hier um das Leitbild des deutschen Arztes" (53, 2673).

Kreienberg bringt klar zum Ausdruck, daß die niedergelassenen Ärzte in der BRD mit der BÄK als Interessenvertretung im wesentlichen deshalb so entschieden gegen ein mehr an Ärzten kämpfen, weil sie über die Einführung eines Mehr an Ärzten die verschärfte Konkurrenz unter den Ärzten befürchten. Die Ärzteorganisationen vermuten nicht zu Unrecht, daß sich die Organisationen des Gesundheitswesens der BRD mit dem niedergelassenen Arzt als Angelpunkt endgültig in Frage stellen würden.

Bevor wir auf die Berechnung des Ergänzungsbedarfs bei Kreienberg (53) eingehen, mit der die Angabe im Flugblatt an die Abiturienten des Jahrgangs 1961 revidiert wird, wollen wir noch einmal kurz die grundsätzlichen Annahmen der beiden Gutachten darstellen:

Freudenberg geht bei seinen Berechnungen davon aus, daß grundsätzlich der Bedarf an Ärzten zur Zeit gedeckt ist und daß es weiterhin "auf allen Gebieten zusammen soweit keinen hinlänglichen Anhaltspunkt für eine Zunahme des Bedarfs in den nächsten Jahrzehnten gibt" (29, 20).

Unter Berücksichtigung der Entwicklung der Bevölkerung der BRD, deren Wachstum und Altersstruktur, der Zahl der Ärzte, deren Altersstruktur und durchschnittlicher Beschäftigungsdauer sowie eines Schwundes an Medizinstudenten zwischen Zulassung zum Studium und Approbation, errechnet Freudenberg schließlich einen durchschnittlichen Ergänzungsbedarf für die nächsten 10 Jahre von 2 388 Approbationen, was einem Bedarf an Studienanfängern von etwa 2 680 pro Jahr entspricht.

Nebel hingegen unterscheidet verschiedene Arten von Bedarf. Zum einen Ergänzungsbedarf für die aus dem Berufsleben ausgeschiedenen Ärzte, desweiteren Zusatzbedarf I, um der wachsenden Bevölkerung eine konstante ärztliche Versorgung zu garantieren, und drittens Zusatzbedarf II für eine intensivere ärztliche Betreuung.

Da jedoch der Zusatzbedarf I und II von allgemeinen wirtschaftlichen und politischen Bedingungen abhänge, könne dieser von ihm nicht berechnet werden. Obwohl er "für die Beurteilung des notwendigen Nachwuchses von weittragender Bedeutung" sei (29,41).

Nebel beschränkt seine Analyse also ausdrücklich auf die oben bezeichnete Berechnung des Ergänzungsbedarfs. Er kommt zu dem Schluß, daß im Zeitraum von 1961 bis 1970 zur Deckung dieses Bedarfs durchschnittlich 2 000 bis 2 100 Approbationen pro Jahr notwendig seien.

Ohne diese Bedingungen und Einschränkungen anzugeben, zitiert Kreienberg Nebel und Freudenberg mit ihren Ergebnissen und kommt dann zu dem Schluß:

"Es steht also außer allem Zweifel, daß die Zahl der Medizinstudenten den Ergänzungsbedarf weit übertrifft und insbesondere die Zahl der Studienanfänger 1956 bereits stark überhöht war und inzwischen Phantasiezahlen erreicht hat" (53,2674).

Dabei wird Nebel verfälscht wiedergegeben. Kreienberg unterschlägt den von Nebel (s.o.) angegebenen Zusatzbedarf II und behauptet, Nebel hätte nur den Bevölkerungszuwachs in seine Berechnung nicht mit eingeschlossen.

Eine besonders drastische Verstümmelung und Verfälschung der Aussagen von Nebel ist im Organ des Marburger Bundes 'Der angestellte Arzt' zu finden:
"Der 'Ergänzungsbedarf', der erforderlich ist, um die derzeit schon außergewöhnlich hohe Zahl an Ärzten in der Bundesrepublik für die überschaubare nähere Zukunft aufrechtzuerhalten, wurde noch vor wenigen Wochen von einem qualifizierten Sachkenner, Oberregierungsrat Dipl.-Mathematiker Nebel, München, für die nächsten 10 Jahre mit durchschnittlich 2 000 Ärzten ermittelt" (3,275).

In die gleiche Richtung weist auch eine Entschließung des 65. Deutschen Ärztetages (88, 281 f.): "Der 65. Deutsche Ärztetag fordert daher alle verantwortungsbewußten Kräfte auf, an der Beseitigung der augenblicklichen Fehlentwicklungen mitzuwirken. Er warnt vor einer weiteren Propagierung des Medizinstudiums, die rasch zu einem Ärzteproletariat führen kann".

Die ärztlichen Berufs- und Standesorganisationen gehen in ihren Analysen zur Bedarfsfrage von der Annahme aus, daß der Bedarf an medizinischen Leistungen konstant bleibt bzw. nur vom Bevölkerungszuwachs abhängig ist. Es soll im folgenden untersucht werden, inwieweit diese Annahme realistisch ist.

Die grundsätzlichen Ursachen für die Steigerung des Bedarfs an medizinischen Leistungen sind im Wachstum der Bevölkerung einerseits und in der Steigerung der durchschnittlichen Lebenserwartung dieser Bevölkerung andererseits zu suchen, wie sie durch die Entwicklung der kapitalistischen Wirtschaft bedingt sind. Nimmt man für diese Entwicklung das Bruttosozialprodukt der BRD als Indikator, so ergibt sich folgendes Bild:

Tab. 28: Das Bruttosozialprodukt in der BRD

Jahr	BSP	in %, 1950 = 100
1950	97,9 Mrd.	100
1955	180,4 Mrd.	186
1960	296,8 Mrd.	300
1965	452,7 Mrd.	458

Quelle: J. Huffschmid, Die Politik des Kapitals, S. 14

Diese Steigerung des Bruttosozialprodukts war nur möglich durch eine erhebliche Steigerung der Produktivität, durch die Schaffung neuer Industriezweige, durch die Intensivierung der landwirtschaftlichen Produktion.

Hiermit einher ging eine beträchtliche Erhöhung der Arbeitsintensität. Diese war nur möglich und bedingte gleichzeitig eine erheblich intensivierte Ausbeutung der Werktätigen, die sich in einer Vielzahl gesundheitlicher Schäden physischer und psychischer Art, die häufig zur Frühinvalidität führen, niederschlägt.

Das Bruttosozialprodukt kann nur gesteigert werden, wenn die produzierten Waren auch konsumiert werden. Die ständige Steigerung des Bruttosozialprodukts bedingt daher eine ständige Steigerung des Bedarfs an Investitionsgütern und auch von Konsumtionsgütern. Damit einher geht unter anderem ein sich ständig steigernder Gebrauch von Genußmitteln, wie Alkohol, Nikotin, Kaffee oder Tee. Dieser führt zu weiteren Gesundheitsschäden. Auch der ständig steigende Konsum von Rauschmitteln und Rauschgiften erfordert einen ständigen Zuwachs an medizinischen Leistungen.

Mit dem technischen Fortschritt im allgemeinen und dem Fortschritt in der medizinischen Wissenschaft im besonderen sind die bis vor kurzem noch dominierenden Krankheiten, wie Infektionskrankheiten etc., stark zurückgegangen. An ihre Stelle sind die sog. Zivilisationskrankheiten getreten. Diese Krankheiten sind meist sehr langwierig und behandlungsintensiv. Sie bedingen ebenfalls einen ständigen Mehrbedarf an medizinischen Leistungen.

Der ständig steigende Kfz-Verkehr bedeutet ein ständiges Ansteigen der Verkehrsunfälle mit Personenschäden. Hinzu kommen die indirekten Auswirkungen durch psychische Belastungen sowie das Einatmen schlechter Luft etc. Auch hier war und ist also mit einem ständig anwachsenden Bedarf an medizinischen Leistungen zu rechnen.

Durch die ständig verschärfte Ausbeutung der Arbeitskräfte in den Betrieben hat sich die Zahl der Betriebsunfälle ständig erhöht. Zwischen 1951 und 1963 stieg die Zahl der Arbeitsunfälle um ca. 80 %. Die Zahl der Arbeiter nur um ca. 22 %.

Durch die ständig verstärkte Mitarbeit der Frauen, insbesondere solcher mit Kindern, ergibt sich ebenfalls eine verstärkte Belastung, die zu einem Mehrbedarf an medizinischen Leistungen führt.

Auch der Arzneimittelmißbrauch, der Versetzung von Lebensmitteln mit Chemikalien und die allgemeine ständig voranschreitende Umweltverschmutzung erfordern mehr ärztliche Leistungen +).

Aber nicht nur in der Nachfrage nach medizinischen Leistungen waren Veränderungen abzusehen, auch auf der Angebotsseite waren Strukturänderungen bereits sichtbar. Wie wir bereits oben festgestellt haben, war der hohe Anteil derjenigen Ärzte, die über das 65. Lebensjahr hinaus noch ärztlich tätig waren, sehr hoch. In einem Vergleich mit anderen akademischen Berufen stellt der Wissenschaftsrat fest (128, 222), daß die Gruppe der selbständig Tätigen in weitaus größerem Maße noch über 65jährige berufstätige Mitglieder hat.

Tab. 29: Erwerbsquote der Ärzte

Alter von ... bis unter ... Jahren	Erwerbsquote in %	
	Männer	Frauen
65 - 70	84,8	66,66
70 - 75	71,1	47,5
75 - 80	57,0	29,0
80 und älter	33,7	33,3

Quelle: Wissenschaftsrat (WR): Empfehlungen des WR zur Struktur und zum Ausbau der medizinischen Forschungs- und Ausbildungsstätten, Köln 1968, S. 222 (128)

+) Diese Beispiele sollen für unsere Zwecke nur kursorisch angeführt werden, um anzudeuten, welcher Zusatzbedarf an medizinischen Leistungen auch schon 1961 zu erkennen war.

Die Erwerbsquote der Lehrerberufe (Germanistik, Anglistik und Mathematik) lag demgegenüber für die Gruppe der 65 - 70jährigen bei etwa 35 % und damit wesentlich niedriger als bei den Ärzten (128, 223).

"Dies legt die Vermutung nahe, daß die Höhe der Erwerbsquoten weitgehend von der Regelung der Altersversorgung abhängig ist" (128, 223).

In Bayern gibt es seit 1923 eine gesetzliche Regelung der Altersversorgung für Ärzte. Ein Vergleich der Erwerbsquoten dort mit den allgemeinen Erwerbsquoten bestätigt den vermuteten Zusammenhang.

Tab. 30: Vergleich der Erwerbsquoten der Ärzte in der BRD und in Bayern

Alter von ... bis unter ... Jahren	Erwerbsquote in % (Stand 1961)		
	BRD ohne Bayern	Bayern	Bayerische Ärzteversorgung
		Männer	
65 - 70	86,1	79,1	71,6
70 - 75	74,0	60,4	44,2
75 - 80	59,7	47,4	28,7
80 und älter	35,1	27,9	10,1
		Frauen	
65 - 70	67,0	63,7	80,8
70 - 75	49,2	39,5	37,5
75 - 801	26,4	38,1	11,1
80 und älter	34,6	30,0	50,0

Quelle: Wissenschaftsrat (WR): Empfehlungen des WR zur Struktur und zum Ausbau der medizinischen Forschungs- und Ausbildungsstätten, Köln 1968, S. 224 (128)

Die aus der Volks- und Berufszählung von 1961 ermittelten Daten weichen von denen, die die Bayerische Ärzteversorgung angibt, ab. Diese Abweichung kann dadurch erklärt werden, daß ein Ruhegeld beziehender Arzt mit Privat- und Ersatzkassenpraxis der Volks- und Berufszählung als Erwerbstätiger mitgezählt wurde, während er von der Bayerischen Ärzteversorgung als Ruhegeldempfänger gezählt wird.

Dieser Vergleich spricht für die Vermutung, daß die Erwerbstätigkeit Selbständiger in akademischen Berufen, hier von Ärzten, in engem Zusammenhang steht mit der Art der Altersversorgung dieser Berufsgruppen.

Da in der Zeit nach 1961 eine Verbesserung der Altersversorgung angestrebt und auch (teilweise) erreicht wurde, ist mit einem erhöhten Bedarf an Ärzten aufgrund des früheren Ausscheidens aus dem Berufsleben zu rechnen.

Wie bei der Frage der für die gesundheitliche Versorgung der BRD adaequaten Ärztedichte versucht die BÄK auch bei der Frage des Bedarfs an Ärzten mit einer Kombination von aus dem Zusammenhang gerissenen Fakten und falscher Darstellung ein Bild in der Öffentlichkeit zu erzeugen, nach dem eine große Überfüllung des ärztlichen Berufs in der BRD zu erwarten sei. Die von der BÄK getroffenen Aussagen waren, wie wir oben dargestellt haben, nicht stichhaltig.

Bei der Durchsicht der Standespresse stößt man bei der Suche nach einer Antwort auf die Frage, warum eine Strategie eingeschlagen wurde, auf die klaren Äußerungen Kreienbergs (53, 2676): "Die Überfüll Überfüllung des Medizinstudiums mit einer zu erwartenden weiteren Überflutung der freien Praxis ist bedenklich und gefährlich für den Arztberuf und für die von ihm betreute Bevölkerung. ... Die Überfüllung des Medizinstudiums erfordert eine Reform, bei der ein gezielter Ausbau der medizinischen Fakultäten und Universitätskliniken notwendig, eine allgemeine Erweiterung der Ausbildungsmöglichkeiten jedoch falsch erscheint . ...

Davon ausgehend sollte man nach Möglichkeiten suchen, die Zahl der Medizinstudenten auf den Bedarf einzuregulieren, sowie die medizinischen Fakultäten und Universitätskliniken so auszubauen, daß bei diesem Nachwuchs ein optimaler, modernsten Ansprüchen gerecht werdender ärztlicher Ausbildungsstandard erzielt werden kann".

Und weiter: "Wir können nur hoffen, daß das Gespenst eines Ärzteproletariats nicht doch eines Tages zur Wirklichkeit wird, besonders dann, wenn das Wirtschaftswunder einmal seinen Höhepunkt überschritten hat. Das Ansehen des ganzen Arztstandes würde weiter sinken, wenn diese Weiterentwicklung nicht aufgehalten werden kann" (13, 28).

Hier wird das Interesse der ärztlichen Berufs- und Standesorganisationen deutlich. Die Gefahr eines sinkenden Einkommensniveaus, welches durch die permanent anstehende Reform der GKV auf die Ärzteschaft zuzukommen scheint, die Einkommensverminderung, die durch die Zulassungsfreiheit für Kassenärzte erwartet wird, lassen in der Ärzteschaft die Angst vor einer Deprivilegierung des Ärztestandes aufkommen.

Darum ist es auch oberste Maxime der Ärzteschaft, die Zahl des ärztlichen Nachwuchses so klein wie möglich zu halten. "Diese Politik drückt sich darin aus, daß die ärztlichen Standesorganisationen vom Medizinstudium abraten; der Erfolg solcher Bemühungen läßt sich an dem Numerus clausus für Studienanfänger der Medizin ablesen" (137, 959).

In dem oben angeführten Zitat aus dem Jahre 1962 hat Kreienberg bereits den Weg der Ärzteorganisation zu diesem Ziel hin aufgezeigt. Nachdem die massive ärztliche Propaganda in der Standespresse und in den Massenmedien nicht ausgereicht hatte, die Flugblattaktion an die Abiturienten ebenfalls nicht den gewünschten Erfolg gezeigt hatte, sollten neue Wege gesucht werden, um die Steuerung der Studentenzahlen auf den "Bedarf" hin 'einzuregulieren'. Das Resultat dieser Suche ist dann die Einführung eines totalen Numerus clausus für Studienanfänger in der Allgemeinen Medizin.

6. Die Zulassung zum Studium der Allgemeinen Medizin

Nachdem die Stellung der ärztlichen Berufs- und Standesorganisationen zur Einführung des Numerus clausus in der Allgemeinen Medizin dargestellt ist und anschließend die Versuche der Ärzteorganisationen, die Öffentlichkeit, die politischen und universitären Institutionen in ihrem Sinne zu beeinflussen, aufgezeigt sind, soll im Folgenden die Art des Zuganges zum Studium der Allgemeinen Medizin bei bestehendem Numerus clausus untersucht werden.

Dabei wird von der Darstellung des Problems in der ärztlichen Standespresse ausgegangen. In einem weiteren Schritt wird die Abiturnote als Selektionskriterium diskutiert. Hier wird besonders auf die Gültigkeit und Zuverlässigkeit des Instruments eingegangen, sowie auf die Auswirkungen bei seiner Anwendung sowohl auf die Hochschulen als auch auf die Struktur der Ärzteschaft.

Wenn wir als vorläufiges Ergebnis der bisherigen Untersuchungen festgestellt haben, daß die Einführung des Numerus clausus in der Allgemeinen Medizin den Interessen der Ärzteorganisationen entgegengekommen ist und dieser in der Folgezeit von den Ärzteorganisationen zur Durchsetzung ihrer Interessenpolitik benutzt wurde, so muß sich diese Strategie in der Art der Auswahlkriterien niedergeschlagen haben. Ob und mit welchen Auswirkungen dies geschehen ist, wird in dem folgenden Kapitel untersucht.

6.1. Die Darstellung der Zulassungskriterien in der medizinischen Berufs- und Standespresse zu Beginn der sechziger Jahre

Ab WS 1961/62 setzt an den Medizinischen Fakultäten der westdeutschen Universitäten die Einführung des Numerus clausus ein, mit dem SS 64 kann man davon ausgehen, daß der Numerus clausus an allen westdeutschen Universitäten im Fach Medizin durchgesetzt ist.

Entsprechend stellt sich die Diskussion des Problems der Zulassungskriterien in der ärztlichen Berufs- und Standespresse dar.

Für die Zeit bis 1964 wird das Problem in der ärztlichen Standespresse nur wenig beachtet.

Während die ärztlichen Standesblätter mit groß angelegten Kampagnen versuchen, den Ansturm der Studienanfänger auf die Medizin zu bremsen, werden die Stimmen insbesondere der Studenten laut, die davor warnen, die Studentenzahlen durch ein 'Herausprüfen' zu verringern. So stellt die 43. o. Delegiertenkonferenz des vds im Dezember 1959 fest, daß die Zwischenprüfung kein Instrument zur Manipulierung der Studenten im Sinne eines 'Herausprüfens' sei (78). Recht zitiert in seinem Aufsatz (83) einen hohen Ministerialbeamten aus Bonn, der von einer 'unechten Überfüllung' der deutschen Hochschulen gesprochen hatte, die aus einem Zustrom nicht für das wissenschaftliche Studium geeigneter Abiturienten resultiere und die Differenz darstelle zwischen geplantem Ausbau der Hochschulen bis 1965 und dem erwarteten Zustrom von Studienanfängern (ca. 50 000 Abiturienten). Diese 'unechte Überfüllung' solle dadurch abgebaut werden, "daß jeder vierte Student aus den Universitäten 'herausgeprüft' wird. Bezeichnenderweise behaupten maßgebende Universitätslehrer, daß 25 % (!) (dies entspricht genau obigen 50 000, W. T.) aller Kommilitonen, die zur Prüfung kämen, die Reife zum wissenschaftlichen Studium abgesprochen werden müsse" (83, 127).

Die Bundesärztekammer stellt in ihren Tätigkeitsberichten zwischen 1962 und 1964 stereotyp fest: "Die Examina sollen Ausleseprüfungen werden. Dabei soll notwendige qualitative Auslese schon möglichst früh, im Physikum und Vorphysikum, erfolgen, damit den für den Arztberuf ungeeigneten Kandidaten ein langjähriges, letzten Endes fruchtloses Studium erspart bleibt" (113, 33 und 114, 30).

Dementsprechend stellt auch Berensmann (6) +) fest, daß die beiden vorklinischen Prüfungen die Aufgabe hätten, nicht geeignete Studenten vom Weiterstudium auszuschließen. Er fügt hinzu, der Krankenpflegedienst "dient zur Prüfung der medizinischen Eignung zur Arbeit am Krankenbett" (6,2370).

Bis zur Einführung des totalen Numerus clausus schenkt die ärztliche Berufs- und Standespresse der Frage der Selektion wenig Interesse. Es wird empfohlen, in verstärktem Maße den steigenden Studentenzahlen dadurch zu begegnen, daß Studenten herausgeprüft werden. Dabei werden Vorphysikum und Physikum als die geeigneten Filter betrachtet. Nur vereinzelt wird dieses Verfahren kritisiert. Dabei ergeben sich 2 Stoßrichtungen. Zum einen sind es die Studentenvertreter, die an Stelle des Herausprüfens durch Leistungsprüfungen besonders intensive Berufsberatung vor Beginn des Studiums setzen wollen (83,130).
Auf der anderen Seite warnen vereinzelte Ärzte vor einer alleinigen Selektion nach den intellektuellen Fähigkeiten der Medizinstudenten. Der Arztberuf verlange neben Wissen auch Charakter und Herz sowie die geschickte Hand. Wer den Intellekt allein zum Maßstab der Auslese mache, züchte einen falschen Arzttyp heran (20).

Mit der totalen Einführung des Numerus clausus erscheint erstmals im Tätigkeitsbericht der BÄK von 1963/64 (114) eine Aufzählung der verschiedenen Zulassungsrichtlinien der verschiedenen medizinischen Fakultäten. Der Ausschuß "Ärztliche Ausbildung" der Bundesärztekammer stellt dazu fest: "Die Medizinischen Fakultäten waren im April 1963 übereingekommen, die Zulassungsverfahren möglichst zu vereinheitlichen und dabei - im Einvernehmen mit der Kultusministerkonferenz - die Noten der sog. Kernfächer im Abiturzeugnis zur Grundlage des Auswahlverfahrens zu machen. Dieser

---

+) Geschäftsführer der Bez.-ÄK Nordwürttemberg; 1961 war Berensmann Mitglied des Geschäftsführenden Vorstandes und Stellv. Vorsitzender des Ausschusses "Ärzt. Ausbildung".

sehr weit auslegbare Beschluß des Fakultätentages hat es den einzelnen Fakultäten durchaus ermöglicht, die Zulassungsbestimmungen und das Auswahlverfahren so zu gestalten, wie es ihnen richtig erschien" (114, 31).

Tab. 31: Überwiegende Selektionskriterien zur Zulassung zum Studium der Allgemeinen Medizin im SS 1963

Semester	Personal-charakteristika	Soziale Gesichtspunkte	Bewerb.-termin	außeruniv. Studienqual. (Abi., einschläg. Berufserfahrg.)	Universitäre Studienqual.	Los
SS 1963	3	2	1	16	3	2

Quelle: J. Recht: Numerus clausus, in: Der Angestellte Arzt, 1960, S. 31-35 (83)
Pädagogisches Zentrum (Hrsg.): Numerus clausus, Berlin 1970, S. 45 ff. (74)

Bei insgesamt 18 medizinischen Ausbildungsstätten (Düsseldorf nahm nur klinische Semester auf) +) ergibt sich das Bild, daß so gut wie alle Fakultäten die Abiturnoten als entscheidendes Selektionskriterium betrachten. Hierbei werden jedoch nicht nur die Kernfächer berücksichtigt sondern auch z. T. die Noten aus Nebenfächern. Hinzu kommen verschiedene Gewichtungen der einzelnen Noten an den Fakultäten.

Nur 4 Hochschulen legen bei ihrer Selektion im SS 1963 auf Abiturnoten keinen entscheidenden Wert. In Hamburg wird nach dem Losverfahren zugelassen, in Saarbrücken werden die Bewerbungen in der Reihenfolge des Eintreffens berücksichtigt. In Kiel und Erlangen wird neben dem Abiturzeugnis vor allem auch die persönliche Eig-

---

+) 2 Fakultäten machten keine Angaben. Die medizinischen Ausbildungsstätten nannten zum überwiegenden Teil mehr als ein Auswahlkriterium.

nung, festgestellt in ausführlichen Lebensläufen und Einzelinterviews mit Hochschullehrern, bewertet.

Bei der Frage nach der Begründung der Einführung der Abiturnoten als Selektionskriterium für das Medizinstudium stößt man auf eine pragmatische Antwort. Hatten die medizinischen Fakultäten eine Selektion qua Leistungskontrolle in Vorphysika und Physika in den Jahren von 1959 an gefordert und zum größten Teil auch praktiziert, so wurde diese Leistungskontrolle nach Einführung des totalen Numerus clausus von der Hochschule an die Gymnasien und Oberschulen zurückverlagert. An der Art und Weise der Selektion hatte sich nichts Entscheidendes verändert.

Bis in das Jahr 1966 wird der Frage der Selektionskriterien in der ärztlichen Berufs- und Standespresse so gut wie kein Raum gegeben. Im Jahr 1966 erscheinen die ersten längeren Auseinandersetzungen im Deutschen Ärzteblatt (Kapuste (41), v. Kügelgen (55)) über die Zuverlässigkeit der Abiturnoten bei der Selektion der Medizinstudenten. Diese bleiben aber noch ohne Wirkung auf die Politik der medizinischen Berufs- und Standesorganisationen.

Im August des Jahres kommt es zu einer Auseinandersetzung zwischen dem Westdeutschen Medizinischen Fakultätentag (Mitglied der BÄK) und der Kultusministerkonferenz (KMK). Während die KMK darauf besteht, daß grundsätzlich der Jahrgang des Reifezeugnisses maßgeblich bei der Reihenfolge der Zulassung sein soll (Ancienität), besteht der Westdeutsche Medizinische Fakultätentag auf einem Ausleseverfahren, "das die Leistung und die Eignung der Studienbewerber berücksichtigt" (15, 2058). Ausschlaggebender Gesichtspunkt hierbei sollen die Abiturnoten in den sog. Kernfächern sein. In einer Stellungnahme stellt die BÄK hierzu fest: "Nach Auffassung der Bundesärztekammer sollte alles unternommen werden, die Auswahlgrundsätze an den medizinischen Fakultäten hinreichend einheitlich zu gestalten, um der Begabung und Befähigung der Bewerber gerecht zu werden" (15, 2057). Damit übernimmt die BÄK die Argumente der Westdeutschen Medizinischen Fakultätentage und spricht sich gegen die Vorschläge der KMK aus.

Tab. 32: Überwiegende Selektionskriterien zur Zulassung zum Studium der Allgemeinen Medizin im SS 1966

Semester	Personal-charakte-ristika	Soziale Gesichts-punkte	Bewerb.-termin	außeruniv. Studienqual. (Abi., ein-schläg. Be-rufserfahrg.	Universi-täre Stdqual.	Los
SS 1966	2	3	2	14	2	3

Quelle: Tätigkeitsbericht der Bundesärztekammer 1965/66 (115,65 ff.) Kategorien, s. (74,45 ff.) von ins. 19 medizinischen Ausbildungsstätten machten zwei keine Angaben, Mehrfachangaben ergeben mehr als 17 Selektionskriterien.

Die obige Tabelle zeigt, daß sich in der Zeit von SS 1963 bis SS 1966 hinsichtlich der Auswahlkriterien für Studienanfänger wenig geändert hat. Die KMK konnte mit ihrem Verlangen, als Auswahlkriterium die Ancienität einzuführen, nicht durchdringen. Die medizinischen Fakultäten folgten den Argumenten des Westdeutschen Medizinischen Fakultätentages und der Bundesärztekammer.

6.2. Abiturnoten als Selektionskriterium

Wie wir oben beschrieben haben, setzte sich in den ersten 60iger Jahren die Selektion der Studienanfänger nach Abiturnoten im Fach Medizin fast an allen westdeutschen medizinischen Fakultäten durch.

Bei der Frage nach der Ursache dafür, daß die Abiturnoten zum Maßstab für einen erfolgreichen Abschluß des Studiums genommen wurden, ergibt sich zunächst ein pragmatischer Grund. Schon in der Vorphase der Einführung des Numerus clausus in den Jahren 1958-62 wurden von den medizinischen Fakultäten die Vorphysika zunehmend als Instrument genutzt, geeignete von ungeeigneten zu trennen (s. o.), um so zur Verringerung des Ansturms von Medizinstudenten auf die Universitäten beizutragen. Auch die ärztliche Berufs- und Standespresse unterstützte dieses Bemühen.

Mit der Einführung des totalen Numerus clausus wurde die Selektion der Studenten aus der Universität heraus an die Schulen verlagert, wobei die Abiturnoten die Rolle der Vor- und Physikanten übernahmen. Allein hierdurch läßt sich jedoch die Wahl der Abiturnoten durch die Fakultäten als Selektionsmittel nicht erklären.

Ein zusätzlicher Ansatzpunkt der Erklärung ergibt sich aus der historischen Betrachtung der medizinischen Ausbildung. Bis zum Zeitpunkt des Eingreifens des Staates in die medizinische Ausbildung kann man von einer sich selbst regulierenden Selektion der Studienbewerber sprechen. Die Schranken, die die Gesellschaft im Bildungsbereich, im primären wie im sekundären, errichtet hatte, waren so fest, daß eine ausdrückliche Beschränkung des Zuganges nicht erfolgen mußte. Erst im Verlauf der Entwicklung eines Bedarfs an wissenschaftlich-technisch ausgebildetem Personal in Industrie und Forschung kam der Ruf nach Öffnung der Bildungsinstitute in größerem Umfang für Kinder aus den unteren Schichten und ländlichen Gegenden, deklariert als "Begabungsreserve", auf. "Über Leistung und Konkurrenz war eine beschränkte Anzahl von privilegierten Positionen zu erreichen" (50,13).

Hierbei wurde und wird jedoch ignoriert, daß Leistungen nicht allein Resultat der Anstrengung eines Individuums sind, sondern ihrerseits gleichermaßen determiniert sind von der Gesellschaftsstruktur. Oevermann hat aufgezeigt, daß in die Beurteilung von Leistung, die ja gerade wegen ihrer 'Objektivität' zum Maßstab der Selektion gewählt wird, wieder schichtenspezifische Bedingungen einfließen, so daß in der Regel die Studienbewerber aus den gesellschaftlichen Schichten, deren Interessen in der Gesellschaft die dominanten sind, oder die, die mit den herrschenden Interessen der herrschenden Klasse verbunden sind, erfolgreich die formal für alle Schichten offenen Bildungsinstitutionen durchlaufen (73, 13 ff.).

Zuverlässigkeit und Gültigkeit

Unter der Zuverlässigkeit einer Leistungsprüfung ist der Grad der Genauigkeit zu verstehen, mit der sie Leistungen mißt.

Wie exakt messen nun Abitursnoten die Leistungsfähigkeit angehender Medizinstudenten? Kapuste sagt dazu: "Wir müssen annehmen, daß die Zuverlässigkeit traditioneller Prüfungen ganz allgemein sehr gering ist" (43, 17). Im folgenden wollen wir einige Ursachen für die Ungenauigkeit des Instrumentes aufzeigen.

Zillig (138) unterzog die Diktathefte von 'guten' und 'schlechten' Schülern einer Kontrolle in Hinsicht auf die Häufigkeit übersehener Fehler. Es stellte sich heraus, daß bei 'guten' Schülern 39 % der Fehler übersehen wurden, bei 'schlechten' Schülern dagegen nur 12 %.

Weiß (125) konnte in einem Experiment nachweisen, welche Unterschiede in der Beurteilung der Schüler durch die Lehrer bei der Beurteilung der Rechtschreibung entstehen, wenn die Lehrer in einer Bemerkung auf die soziale Herkunft der Kinder aufmerksam gemacht werden.

"Der erste (Aufsatz) stammt von einem durchschnittlichen Schüler (beide Elternteile berufstätig, liest gern Schundhefte), der zweite von einem sprachlich begabten Buben (Vater Redakteur bei einer großen Linzer Tageszeitung)".

Die Aufsätze wurden an die Lehrer mit zufällig vertauschten Nummern verschickt, so daß die eine Hälfte der Lehrer den Aufsatz für den des durchschnittlichen Schülers, die andere aber für den des 'begabten' Schülers hielt. Die Auswertung ergab folgendes Ergebnis:

Tab. 33: Beurteilung bei der Rechtschreibung

"begabter Bub"	Note	"durchschnittlicher Schüler"
16 %	1	0 %
40 %	2	7 %
36 %	3	44 %
8 %	4	38 %
0 %	5	11 %

Quelle: R. Weisse: Zensur und Zeugnis 1965, zit. n. (27) (125)

Die beiden oben gezeigten Beispiele weisen deutlich auf, wie wesentlich die Beurteilung einer Leistung vom jeweiligen Lehrer abhängt. Sie untermauern die eingangs aufgestellte Behauptung, daß Schüler aus den oberen Klassen der Gesellschaft eher und leichter die Bildungsinstitutionen durchlaufen als Kinder unterer Schichten der Gesellschaft.

Ein Beispiel aus der Notengebung während des Studiums gibt Kapuste (41, 19 f.). Aus einer Gruppe von Studenten, die beim gleichen Fach (Klinisches Spezialfach im Staatsexamen) geprüft werden, werden zwei Gruppen durch Zufallsstichprobe gezogen, die von zwei Prüfern A und B geprüft werden. Dabei ergibt sich folgende Notenverteilung:

Note	1	2	3	4	5
A	52%	36%	12%	-	-
B	2%	43%	41%	8%	6%

Quelle: H. Krähe und R. v. d. Bussche: Numerus clausus in der Medizin, Sonderdruck aus "studentische politik", Heft 2, 1970, S. 19 ff.

Da alle Studenten die gleichen Kurse und Vorlesungen besucht hatten, ist anzunehmen, daß die Prüfer verschiedene Maßstäbe bei der Zensurenvergabe angelegt hatten.

Der eine Prüfer gab bei einer Befragung an, die Note 1 vergebe er dann, wenn der Prüfling den Wissensstoff beherrsche, den der praktische Arzt benötige. Der andere Prüfer hingegen verlangte zusätzlich noch Verständnis für wissenschaftliche Probleme.

Kapuste weist weiter darauf hin (41, 20), daß unterschiedliche Gruppen bei der Prüfung ein unterschiedlich hohes Wissensniveau aufweisen können. Dadurch verschieben sich leicht die Maßstäbe für die Zensurenvergabe, was ebenfalls zu einer erschwerten Beurteilung der individuellen Leistung beiträgt und die Zuverlässigkeit des Instruments senkt.

Schütz (91) hat die Benotung der Abiturienten, die im WS 1961 in München immatrikuliert waren, mit denen Münsteraner Studenten verglichen. Die Münchener Studenten konnten dabei bei einem Notendurchschnitt sämtlicher Abiturfächer um im Durchschnitt 0,53 bessere Noten aufweisen, als die Studenten in Münster. Entsprechend ergab sich bei einer Aufgliederung der Münchener Abiturientenzeugnisse in die aus Bayern und die aus Nicht-Bayern eine Differenz von 2,41 zu 2,90. Die Unterschiede zu den Ländern Hessen und Niedersachsen sollen noch größer sein. Neben den oben aufgeführten Bewertungsunterschieden auf Grund der Subjektivität der Prüfer scheinen also auch regional bedingte Unterschiede in der Notengebung zu existieren.

Gießelmann (34, 82) stellt bei einem Vergleich der Abiturnoten von Hessen und Nordrhein-Westfalen keine statistisch signifikanten Unterschiede fest. Diese Tatsache stellt jedoch nicht das von Schütz festgestellte Ergebnis hinsichtlich der Notengebung zwischen Bayern und NRW in Frage. Er widerspricht damit jedoch der Behauptung von Schütz, daß die Unterschiede von Bayern zu Hessen und Niedersachsen noch größer sein sollen.

In einem weiteren Schritt untersucht Gießelmann die Verteilung der Notengebung in Gemeinden mit nur höchstens zwei Höheren Schulen im Vergleich zu der in Gemeinden mit mehr als zwei höheren Schulen.

"Signifikationsprüfungen mit dem Zwei-Stichproben-Test von Kolmogoroff-Smirnow ergeben nur für das Fach Sozialkunde auf einem Niveau von = 0,05 statistisch gesichert Unterschiede. Für alle anderen Fächer hingegen lassen sich mit dieser statistischen Prüfungsmethode keine Unterschiede auf dem Signifikanzniveau von 5 Prozent sichern!" (34,83).

In einer Untersuchung des Problems des Studienabbruchs in der Medizin kommt Krähe (48) anhand der Aufarbeitung der Abiturnoten von sechs Semestern Studienanfänger ebenfalls zu dem Ergebnis, daß aus den Abiturnoten nicht auf den Studienerfolg bzw. -mißerfolg geschlossen werden kann. "Wenn auch die Studienabbrecher sowohl in den einzelnen Fächern als auch im Abiturnotendurchschnitt schlechtere Noten aufweisen, so ist dieser Unterschied aber so gering (0,11), daß er, statistisch gesehen, dem Zufall und nicht einer unterschiedlichen Leistung zuzuschreiben ist" (48,28).

Ein weiteres Indiz für unterschiedliche Leistungsfähigkeit, Sitzenbleiben während der Schulzeit, bringt sogar für diejenigen Studenten, die erfolgreich ihr Studium absolviert haben, ein negatives Ergebnis.
Während insgesamt 23,1 % derjenigen Studenten, die ihr Studium erfolgreich beendet hatten, mindestens eine Schulklasse wiederholen mußten, lag diese Quote bei den Studienabbrechern nur bei 18,4 % (48,28).

Bei einer Würdigung der oben dargestellten Beispiele ergibt sich, daß Abiturnoten nicht als ein zuverlässiges Instrument zur Leistungsselektion von Studienanfängern benutzt werden können.

"Unter Gültigkeit versteht man den Grad der Genauigkeit, mit dem die Prüfung tatsächlich das mißt, was sie messen soll" (44,13). Geht man dabei von den Noten im Abiturzeugnis aus, dann ist der Grad des Erfolgs im Studium Qualitätsmesser für die Gültigkeit der Abiturnoten als Auslesekriterium.

Tab. 34: Korrelationskoeffizienten Abitur - Studienleistungen

Prüfungen	Korrelations-koeffizient	Anzahl der untersuchten Studenten	Autor Erscheinungs-jahr
Abitur - Staatsexamen	0, 31	131	Kapuste, 66
Abitur - Vorphysikum	0, 34	3 160	Schütz, 68
Abitur - Physikum	0, 28	3 160	Schütz, 68
Abitur - + Physikum (Vor)	0, 37-0, 40	146	Wolff, 68
Abitur - + Physikum	0, 25-0, 30	146	Wolff, 68
Abitur - Vorphysikum	0, 42	315	Sund, 69
Abitur - Physikum	0, 45	307	Sund, 69
Abitur - Staatsexamen	0, 42	270	Sund, 69
Für die DDR:			
Abitur - Staatsexamen	0, 31	1 011	Quaas, 65++
Abitur - Staatsexamen	0, 44	435	Quaas, 67++
Abitur - +++ Staatsexamen	0, 72	435	Quaas, 67++

\+ Fächergruppen aus dem Abiturzeugnis
++ Untersuchung 1965 bezieht sich auf den Zeitraum 58-63
Untersuchung 1967 bezieht sich auf den Zeitraum 64-65
+++ Abiturnoten in den Fächern Chemie, Physik, Biologie.

Welchen Erklärungswert haben diese Korrelationskoeffizienten?

Der Korrelationskoeffizient 0,31 (Kapuste 41, Quaas 81) besagt statistisch richtig interpretiert, daß ein Prozentsatz zwischen 9,6 % und 31 % der Leistungsunterschiede im Staatsexamen durch Leistungsunterschiede im Abitur erklärbar ist.

Der Korrelationskoeffizient 0,42 (Sund 112), den Sund bei der Untersuchung von Abiturienten bayerischer Gymnasien fand, bedeutet entsprechend, daß zwischen 18 % und höchstens 42 % der Leistungsunterschiede auf solche im Abitur zurückzuführen sind. Dabei muß berücksichtigt werden, daß der relativ kleine Anteil gemeinsamer Varianz (9,6 % - 31 % bzw. 18 % - 42 %) in seinem Bedeutungsinhalt nicht geklärt ist. D. h., es ist nicht wissenschaftlich erwiesen, daß dieses Gemeinsame sich in 'Leistung' ausdrückt. Ein ebenso plausibler Erklärungsgrund dafür wäre bestimmtes Anpassungsverhalten.

"Sehen wir uns diejenigen an, die nach dem Numerus clausus die Examina abschließen. Sie sind zugelassen worden, weil ihre schulische Benotung sie als wesentlich konformistisch auswies. Gute Schulnoten sagen, wie bekannt, wenig über die wirklichen Leistungen eines Schülers, sehr viel aber über seine Fähigkeit sich anzupassen, mit den Lehrkräften zu arrangieren. Es spricht für die alten Ärzte, daß Streber-Noten selten waren" (61, 307).

Ein weiteres Moment reduziert den Grad der Gültigkeit der Abiturnoten als Selektionsinstrument bei der Auswahl von Studienbewerbern. Wolff (132, 39) wie auch Schütz (91, 513) stellen fest, daß "die Höhe der Korrelationskoeffizienten zwischen Schulfächern einerseits und Studiumsfächern andererseits eine absteigende Tendenz hat, je mehr die medizinischen Prüfungen zeitlich und inhaltlich vom Schulwissen entfernt liegen" (132, 39).

Tab. 35: Korrelationskoeffizienten zwischen Vorphysikum und Physikum sowie Abiturnoten (in best. Kombinationen)

	Vorphysikum Zensur	Physikum Zensur
Physikumszensur	0.43	-
Math-Phy-Che-Bio-Eng	0.39	0.25
Deu-Lat-Math Phy-Che-Bio	0.40	0.30
Math-Phy-Che Bio-Eng-Fran	0.37	0.26

N = 146 Versuchspersonen, p 0,1 bei N 28

Quelle: D. Wolff (13, 35)

Insgesamt kann also gesagt werden, daß die Gültigkeit des Instruments Abiturnoten für die Selektion der Studienbewerber in der Allgemeinen Medizin gering ist. Abiturnoten sind daher ungeeignet, Studienerfolg oder -mißerfolg eines Studienbewerbers der Allgemeinen Medizin brauchbar zu prognostizieren.

Auch Wolff (132, 43) kommt zu dem Schluß:
"Das Abiturzeugnis setzt ein Mindestmaß an Intelligenz voraus, besagt aber wenig in Bezug auf brauchbare Kenntnisse, Intelligenz und Tüchtigkeit schlechthin. Es besagt jedoch viel für die Genormtheit der Persönlichkeit und ihre gesellschaftliche Anpassungsfähigkeit".
Dies gilt für alle in der Tabelle S. 179 aufgeführten Studien. Nur Quaas et al. kommt bei einer Untersuchung von 435 Absolventen der Medizinischen Akademie "Carl Gustav Carus" in Dresden, DDR, zu anderen Ergebnissen (80, 1908). "Eine Abhängigkeit der Staatsexaminaergebnisse vom Durchschnitt der Abiturnoten in den naturwissenschaftlichen Hauptfächern (Physik, Chemie, Biologie, W. T.)

ist in den Jahren 1964 und 1965 (r = 0,72) sehr deutlich geworden, 1958 bis 1963 betrug r = 0,21. Die Auswahlkommissionen sollten deshalb neben dem Abiturnotengesamtdurchschnitt den Abiturnoten in den naturwissenschaftlichen Hauptfächern besondere Beachtung schenken".

Damit stellen sich Quaas et al. sowohl in Widerspruch zu ihren eigenen Aussagen (81), als auch zu den Ergebnissen westdeutscher Untersuchungen. Noch 1965 hatten Quaas et al. festgestellt, daß die Korrelation zwischen Staatsexamen und Abiturgesamtnote 0,31, die zwischen Staatsexamen und naturwissenschaftlichen Hauptfächern im Abitur jedoch nur 0,21 ausmacht. Sie hatten deshalb vorgeschlagen, die Auswahlkommissionen sollten der Abiturgesamtnote mehr Gewicht beimessen als der naturwissenschaftlichen Benotung (zitiert nach (91,516)).

Mit der Beantwortung der Frage nach der Gültigkeit der Abiturnoten für die Prognose des Studienerfolges ist die Frage nach dem Zusammenhang zwischen den Noten in der medizinischen Ausbildung und den Leistungen als erwerbstätiger Arzt noch nicht beantwortet.

Wissenschaftliche Untersuchungen aus dem deutschsprachigen Raum sind zu dieser Frage nicht bekannt, Krähe und v.d. Bussche (49,14) zitieren zu diesem Problem die Arbeiten von Peterson (75) und Price et al. (77). Peterson stellt einen schwachen Zusammenhang zwischen guten und schlechten Noten während des Studiums und der Qualität der Praxis fest. Schlüsselt man die Gesamtgruppe nach dem Alter auf, so ergibt sich, daß die obige Behauptung nur für die 28 - 35jährigen Ärzte zutrifft. Bei älteren Ärzten waren signifikante Unterschiede nicht mehr festzustellen. Ein ähnliches Ergebnis war schon bei der Wirkung der Abiturzensuren auf die Studienleistungen festgestellt worden (135). Hieraus scheint sich zu ergeben, daß Leistungsunterschiede am Ende einer Qualifikationsstufe Auswirkungen haben auf die Art und Weise des Übergangs zur nächsten Qualifikationsstufe. Diese Unterschiede scheinen aber relativ schnell von den Auswirkungen der Qualifizierungen auf der höheren Qualifikationsebene absorbiert zu werden.

Price kommt in seiner Studie zu dem Ergebnis (77,208 ff.): "... unsere Studie demonstriert deutlich, daß Leistungen in der formalen Ausbildung gemessen an Notendurchschnitten sich als ein Faktor darstellen, der fast vollständig unabhängig ist von den anderen Faktoren, die mit der Leistung als Arzt zu tun haben. ... Dies ist ein schockierendes Ergebnis für einen Lehrer in der Medizin wie mich, der sein ganzes Leben mit der Auslese von Bewerbern zum Medizinstudium mit Lehren und Beurteilen von Studenten nach ihrer Zulassung verbracht hat" (zit. n. 49,14).

Das Berufsbild des Arztes

Eine zielgerichtete Selektion der Studienbewerber müßte sich an der Frage ausrichten, ob der Bewerber für die gewählte Tätigkeit geeignet ist oder nicht. Dabei wird in der Regel übersehen, daß es ein einheitliches Berufsbild des Arztes schlechthin nicht mehr gibt. Deshalb stellt v. Kügelgen (57,2535) fest:
"Hierbei müssen die beurteilenden Ärzte das ganze Spektrum der möglichen ärztlichen Berufe übersehen, mit der Frage, ob der betreffende Bewerber zu irgendeiner Art ärztlicher Tätigkeit besonders befähigt sein werde. Es wäre falsch, hier nur an den praktischen Arzt, oder ungenügend, nur an den klinisch tätigen Arzt zu denken. Es gibt z. B. auch rein-theoretische Forschung in der Medizin, oder das öffentliche Gesundheitswesen, usw.".

Lüth (61,240) hat eine Einteilung der ärztlichen Tätigkeiten vorgenommen, wobei er versucht hat, die Statusdifferenzierung zugrunde zu legen.
Er stellt folgende Gruppen fest:

1. Forscher und Lehrer klinischer Fächer
   (Ordinarien, Direktoren der betreffenden Kliniken)

2. Krankenhausärzte
   a. leitende Ärzte
   b. nachgeordnete Ärzte
3. Niedergelassene Ärzte
   a. niedergelassene Fachärzte
   b. niedergelassene Allgemeinärzte
4. Ärzte der vorwiegend apparativen Medizin mit der Möglichkeit der weitergehenden Delegierung der Arbeit (Laborärzte, Röntgen-Ärzte, Pathologen, Rechtsmediziner)
5. Administrativ tätige Ärzte (Kammern, Verbände, Gesundheitsämter, Industrie und Bundeswehr etc.)
6. Forscher und Lehrer nichtklinischer Fächer.

Unterschiede in den Fähigkeiten, die ein Studienbewerber als Allgemeinarzt oder als Forscher und Lehrer nichtklinischer Fächer z. B. benötigt, sind evident. Erstes Ziel einer sachgerechten Selektion müßte es daher sein, in den verschiedenen Berufsbereichen entsprechende Berufsbilder zu entwickeln und die Qualifikationsmerkmale hierfür zu ergründen.

Der "Zweite Zulassungsweg"

Einer der treffendsten Beweise für die Unbrauchbarkeit der Abiturnoten liegt in der Qualifikation abgewiesener Studienbewerber über ein zweites i. R. naturwissenschaftliches Studienfach. Kügelgen berichtet, daß ein Drittel der in Kiel zunächst abgewiesenen Bewerber über diesen Weg als Medizinstudenten immatrikuliert werden. Wobei sie ihre Fähigkeiten zunächst in "gepfefferten schriftlichen Klausuren" beweisen müssen (56, 225). Schon sehr schnell hatten viele westdeutsche Fakultäten diesen zweiten Zulassungsweg eingerichtet, so gut wie überall wurde er zumindest inoffiziell zugelassen, wobei die in den naturwissenschaftlichen Fächern erreichten Leistungen auf das vorklinische Studium angerechnet wurden.
Von den 31 medizinischen Ausbildungsstätten in der BRD gaben in

den Zulassungsrichtlinien der ZRS für das SS 67 insgesamt 8 medizinische Fakultäten offiziell diesen Weg an. Dabei wurden in Köln von 132 Plätzen insgesamt nur 12 % nach der Durchschnittsnote im Abiturzeugnis vergeben, 88 % wurden Studenten der math.-nat.-Fakultäten zur Verfügung gestellt. In Frankfurt wurden von insgesamt 45 Studienplätzen nur 5 (!!) nach den Abiturnoten vergeben. Die restlichen 40 Studienplätze waren für Biologiestudenten der Universität Frankfurt vorgesehen, die sich über eine Leistungsprüfung qualifiziert hatten.

Dies hatte zur Folge, daß erstens der Notendurchschnitt, der berechtigte Hoffnungen auf einen Studienplatz garantierte, in schwindelnde Höhen getrieben wurde. Zum anderen begannen in der Folgezeit viele Studenten ihr Studium direkt in einem naturwissenschaftlichen Fach, weil die Chancen, hierüber einen Studienplatz an den medizinischen Fakultäten zu erlangen, z.T. wesentlich größer waren. Dies hatte drittens zur Konsequenz, daß die naturwissenschaftlichen Studienfächer zusehends von Medizinstudenten überflutet wurden, was zur Einführung eines Numerus clausus in diesen Fächern führte. Eine weitere Folge dieser Zulassungspolitik war, daß viele naturwissenschaftliche Fächer studierende 'verkappte Mediziner' den Wunsch, Medizin zu studieren, aufgeben und das zunächst nur als Zwischenlösung gewählte Studium beenden. Dadurch sinkt einerseits die Zahl derjenigen, die auf einen Studienplatz in der Medizin warten, andererseits bedeutet dies eine Erhöhung der Studentenzahl in diesen Bereichen.

Wenn trotz dieser Ausweichsmöglichkeiten, trotz der "gepfefferten" Klausuren ca. 30 % der Studenten über den 'zweiten Zulassungsweg' zum Medizinstudium zugelassen werden, so zeigt nichts nachhaltiger die Unbrauchbarkeit der Abiturnoten als Selektionskriterium.

Tests statt Abiturnoten

Im Zuge der Kritik der Abiturzensuren sowohl von wissenschaftlicher Seite her als auch in der Öffentlichkeit hat sich die Ansicht mehr und mehr durchgesetzt, anstelle der Abiturzensuren einen Leistungstest als Eingangsprüfung zum Medizinstudium einzuführen.

"Bei unvermeidbaren Beschränkungen kann das Abschlußzeugnis in Zukunft nicht allein zur Grundlage für die Zulassung zu den Hochschulen gemacht werden. ... Als geeignet ist eine Methode anzusehen, mit deren Hilfe der Leistungsstand in den einzelnen Fächern festgestellt werden kann. ... Der Leistungsstand sollte durch ein Testverfahren festgestellt werden. Die Tests sind so zu gestalten, daß von dem Bewerber sowohl punktuelles Einzelwissen als auch ein Verständnis von Zusammenhängen erfragt wird" (129,284-285).

Von den Verfechtern der Gültigkeit der Testverfahren in bezug auf die Eignung zum Medizinstudium wird häufig auf us-amerikanische Erfahrungen hingewiesen. In den USA unterziehen sich seit mehr als 20 Jahren alle Bewerber für das Fach Humanmedizin diesem Test ('Medical College Admission Test' (MCAT) (41)). Der Aufbau des Tests wurde in der Arbeit "Die Zulassungsfrage aus einer systemkritischen Perspektive" von E. Schott in Hinsicht auf seine Verwendbarkeit in der BRD kritisch untersucht (93). "Es scheint trotz der langfristigen Erfahrungen nicht gerechtfertigt, das Auslesesystem an amerikanischen medical schools als beispielhaftes und brauchbares Modell zu betrachten. Der MCAT leistet nicht mehr als Collegnoten und Empfehlungsschreiben" (93, 32). Peterson kommt zu einem ähnlichen Ergebnis (75,55), daß "weder eine aufweisbare Beziehung zwischen den Testwerten und den Noten in der Medical school vorliegt, noch eine signifikante Beziehung zwischen den Testwerten und den nachfolgenden Leistungen des Arztes in der Praxis besteht" (zit.n. 93,14).

6.3. Auswirkungen der Abiturnoten als Selektionskriterium auf den ärztlichen Nachwuchs

Im Folgenden soll untersucht werden, ob die Anwendung der Abiturnoten als ausschlaggebendem Selektionskriterium für die Zulassung zum Medizinstudium einen Einfluß hat auf die Struktur der Ärzteschaft und auf das Bewußtsein der Medizinstudenten hinsichtlich des ärztlichen Berufs.

Einfluß auf die Struktur der Ärzteschaft

Es soll die Frage beantwortet werden, ob die Einführung des Numerus clausus Einfluß auf die Sozialstruktur der Medizinstudenten gehabt hat. Dabei ist in der Regel nur von sehr lückenhaftem Material in der vorhandenen Literatur auszugehen.

Untersucht man das vorhandene Material, so kommt man als erstes zu der überraschenden Feststellung, daß der Anteil der deutschen Studierenden, deren Väter eine abgeschlossene Hochschulausbildung haben, seit WS 50/51 ständig gestiegen ist.

Tab. 36: Deutsche Studierende mit Vätern mit abgeschlossenem Hochschulstudium in %

Wintersemester

28/29	50/51	55/56	59/60	62/63	66/67
22,8	28,9	30,4	34,1	35,2	36,6

Quelle: Kath, Das Soziale Bild der Studentenschaft Heft 5 und 6, 1963 und 1968

Allerdings hat es den Anschein, als sei die Zunahme des Anteils von Akademikerkindern unter den Studenten mit Einführung der Numeri clausi in vielen Massenfächern gebremst worden. Dies erscheint deshalb möglich, weil die Akademikerkinder den 'sozialen

Vorteil', der im selbstverständlichen Übergang zum Universitätsstudium nach der fast selbstverständlich erscheinenden Gymnasialzeit lag, eingebüßt haben und sich den gleichen Zugangsbeschränkungen gegenüber sahen wie Kinder aus sozial benachteiligten Schichten.

Betrug der Zuwachs des Anteils der Akademikerkinder zwischen dem WS 52/53 und dem WS 59/60, also vor der Einführung des Numerus clausus, noch 4,7 %, so sank dieser Zuwachs inzwischen im WS 59/60 und dem WS 66/67 auf 2,5 %. Allerdings muß berücksichtigt werden, daß seit Beginn der 60iger Jahre ein allgemeiner Mangel an wissenschaftlich ausgebildeten Arbeitskräften sichtbar wurde, der zu einer Förderung auch der sozial schwächer gestellten Schüler führte.

Über den Anteil der Medizinstudenten, deren Väter Akademiker sind, liegt nur sehr bruchstückhaftes Material vor. Angaben der Großen Hochschulstatistik liegen hierfür nur für die WS 58/59, 61/62 sowie für SS 67, WS 67/68 vor. Dabei beziehen sich die ersten zwei Angaben auf Medizinstudenten, die letzten drei auf Studienanfänger der Medizin. Des weiteren sind noch eine Vielzahl von Literaturangaben vorhanden, die sich aber in der Regel nur auf im statistischen Sinne nicht repräsentative Stichproben beziehen. Hinzu kommt, daß die Angaben in der Literatur sich auf verschiedene Zeitpunkte des Studiums stützen. Die folgende Tabelle erhebt daher keinen Anspruch auf absolute statistische Genauigkeit in den einzelnen Aussagen, sie gibt aber nach Meinung des Verfassers eine richtige Tendenz an.

Tab. 37: Anteil der Medizinstudenten, deren Väter eine abgeschlossene Hochschulausbildung besitzen (Studienanfänger)

WS 58/59	1960	WS 61/62	1964	SS 67	WS 67/68	SS 68	1968
56	55	57,2	54	48,6	53	44,4	51

Quellen: E. Schütz: Studien- und Schulleistungen, 1968, (91)
Statistisches Bundesamt (Hrsg.): Große Hochschulstatistik (97)
J. Feest und H. Kapuste: Interviews in Ixburg, Medizinstudenten und ihre klinische Ausbildung, 1970 (25)
F. Beske: Der ärztliche Nachwuchs, Köln 1960, (10)
G. v. Troschke: Motivationen und Gegenmotivationen zur Wahl des Berufes 'Praktischer Arzt' (121)
M. Pflanz: Abgelehnte Bewerber zum Medizinstudium (76)
J. Stockhausen: Ärztliche Ausbildung - sozioökonomischer Faktor (106)

Es wird deutlich, daß in der Tendenz die Zahl der Medizinstudenten, deren Väter eine abgeschlossene Hochschulbildung besitzen, relativ konstant bleibt. Bemerkenswert ist, daß der Anteil der Studienanfänger in der Medizin mit Vätern mit abgeschlossener Hochschulbildung um bis zu 5 % unter dem Anteil bei den Medizinstudenten insgesamt liegt. Dies läßt vermuten, daß insbesondere Medizinstudenten aus Elternhäusern ohne Vater mit akademischer Ausbildung eher ihr Studium aufgeben als andere. Krähe (48, Tab. III, 10) kommt in seiner Untersuchung zu folgendem Ergebnis:

Tab. 38: Beruf des Vaters bei Medizinern und solchen, die ihr Medizinstudium abgebrochen haben

Beruf des Vaters	Mediziner		Studienabbrecher	
	abs.	%	abs.	%
Nicht-Akademiker	86	31	39	39,8
Akademiker	191	69	59	60,2

Quelle: Krähe: Studienabbruch und Studienfachwechsel bei Medizinstudenten (48, Tab. III, 10).

Für die Angaben über den Anteil der Ärztekinder unter den Medizinstudenten gilt dasselbe, wie für den Anteil der Medizinstudenten, deren Väter Akademiker sind. Auch hier ist das Material sehr lückenhaft, auch hier lassen sich nur vorsichtige Angaben über Tendenzen machen.

Tab. 39: Anteil der Ärztekinder an der Gesamtzahl der Medizinstudenten (Studienanfänger) in %

WS 58/59	1960	WS 61/62	1963	SS 67	1967	WS 67/68	SS 68	1968
25,5	26,5	25,5	29,6	24,3	35	28,3	20,1	37

Quellen: Statistisches Bundesamt (Hrsg.): Große Hochschulstatistik (97)
J. Feest und H. Kapuste: Interviews in Ixburg, Medizinstudenten und ihre klinische Ausbildung, 1970 (25)
F. Beske: Der ärztliche Nachwuchs, Köln 1960 (10)
G. v. Troschke: Motivationen und Gegenmotivationen zur Wahl des Berufes 'Praktischer Arzt' (121)
E. Schütz: Studien- und Schulleistungen (91)
M. Pflanz: Abgelehnte Bewerber zum Medizinstudium (76)
J. Stockhausen: Ärztliche Ausbildung - sozioökonomischer Faktor (106)

Insgesamt läßt sich aufgrund der Tabelle auf S. 201 die Behauptung wagen, daß seit der Einführung des totalen Numerus clausus in der Allgemeinen Medizin der Anteil der Ärztekinder an den Medizinstudenten gewachsen ist. Dabei gilt für die niedrigeren Daten für die Studienanfänger dasselbe wie schon bei den Studienanfängern mit Vätern mit akademischer Ausbildung (s. Krähe, 48, Tab. II, 10).

Diese Hypothese wird gestützt durch das allgemeine Anwachsen des Anteils an Akademikerkindern an der Gesamtstudentenzahl (s. S. 199). Weiterhin hat Pflanz (76) festgestellt, daß nach einer Ablehnung bei einer ersten Bewerbung Arztkinder häufiger Medizin studieren als Nicht-Arztkinder. "So erstaunt es nicht, daß die Arztkinder nach der Ablehnung signifikant häufiger mit dem Studium begonnen haben und auch jetzt häufiger unter den Medizinstudenten zu finden sind" (76, 346).

Weiter stellt Pflanz (76) fest, daß zunächst abgelehnte männliche Bewerber häufiger als Mädchen es letztlich doch geschafft haben, Medizin zu studieren. Während 66 % der einmal abgelehnten Männer Medizin studierten, waren es nur 53 % der Frauen (76, 276). Troschke (121, 676) fand dazu in ihrer Untersuchung heraus, daß sich weibliche Medizinstudenten wesentlich mehr aus nicht-ärztlichen Kreisen rekrutieren.

Tab. 40: Anteil der weiblichen Studenten an der Gesamtstudentenzahl, Anteil der weiblichen Medizinstudenten (Studienanfänger) an der Zahl der Medizinstudenten (Med.-Studienanfänger) insgesamt

Semester	Weibl. Studenten a. d. Gesamtzahl d. Std. in %	weibl. Med. St. a. d. Gesamtzahl d. Medstd. in %	weibl. Med. St.-anf. a. d. Ges. zahl der Medstanf.
WS 51/52	16	24,2	31,4
54/55	17	31,5	33,4
59/60	22	36,5	38,6
60/61		35,8	34,2
61/62		34,8	34,2
62/63		33,8	33,0
63/64		33,2	34,4
64/65	23,6	31,6	27,9
65/66		29,4	22,9
66/67		27,8	26,0
67/68		27,1	27,4
68/69		26,0	28,2
69/70	28	25,6	29,5
70/71	29,2	23,3	27,8
71/72	31,9	24,1	31,4

Quelle: Statistisches Bundesamt (Hrsg.): Große Hochschulstatistik (97)
Statistisches Bundesamt (Hrsg.): Statistisches Jahrbuch für die BRD 1970-1973 (96)

Abb. 7:

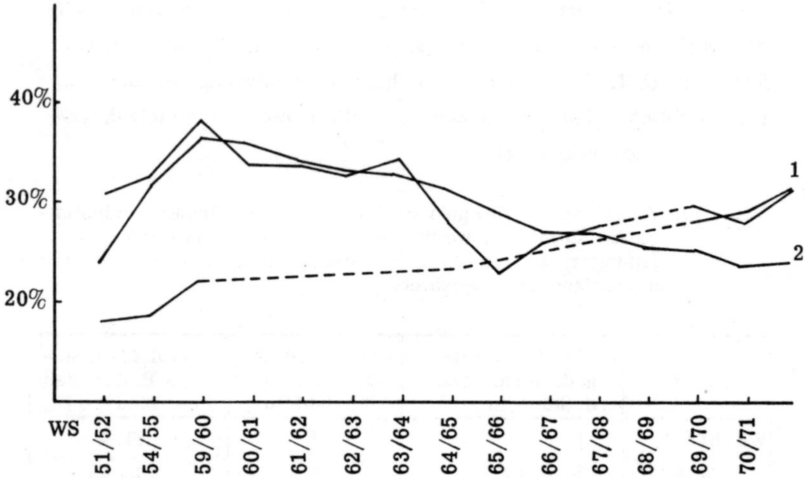

1 = Anteil weiblicher Studenten an der Gesamtstudentenzahl

2 = Anteil der weiblichen Medizinstudenten an den Medizinstudenten insgesamt

3 = Anteil der weiblichen Medizinstudienanfänger an weiblichen Studienanfängern insgesamt

Tabelle und Abbildung zeigen zunächst sehr deutlich, daß sich seit 1951 der Anteil der weiblichen Studenten an der Gesamtstudentenzahl ständig vergrößert hat. Zwischen 1951 und 1971 hat sich dieser fast verdoppelt. Anders verlaufen die Kurven für weibliche Medizinstudenten und Medizin-Studienanfänger. Bis 1960/61 verlaufen die Kurven parallel, wobei der Anteil der weiblichen Medizinstudenten an den Medizinstudenten insgesamt wesentlich höher liegt, als der Anteil der weiblichen Studenten an der Gesamtstudentenschaft im allgemeinen. Der Anteil der weiblichen Medizinstudienanfänger liegt bis 1959/60 noch über dem der weiblichen Medizinstudenten.

Mit dem Jahre 1960 erfahren die Kurven eine Wendung. Bis zum WS 70/71 nahm der Anteil der Medizinstudentinnen an der Gesamtzahl der Medizinstudenten von 35,8 % auf 23,3 % ab. Der Anteil der Medizin-Studienanfängerinnen sank von 38,6 % im WS 59/60 auf 22,9 % im WS 65/66. Ab WS 67/68 stieg der Anteil wieder leicht an. Besonders fällt der jähe Sturz der Anteilzahlen von 34,4 % (WS 63/64) auf 27,9 % (WS 64/65) auf.

Berücksichtigt man, daß mit dem WS 63/64 der totale Numerus clausus in der Medizin durchgesetzt wurde, so scheinen diese Zahlen darauf hinzudeuten, daß der Numerus clausus in der Allgemeinen Medizin insbesondere weibliche Studienbewerber vom Medizinstudium abgehalten hat.

Ab WS 66/67 steigen die Zahlen der weiblichen Medizin-Studienanfänger wieder leicht an, ohne jedoch bisher wieder den Stand vor Einführung des Numerus clausus erreicht zu haben. Der leichte Anstieg erklärt sich zum einen aus dem stark expandierenden Anteil weiblicher Studenten insgesamt (WS 64/65, WS 70/71 23,6 % - 29,2%), zum anderen auch damit, daß die Abwehrwirkung des Numerus clausus auf weibliche Studienanfänger mit der Ausweitung desselben auf fast alle Massenfächer nachgelassen hat.

Insgesamt läßt sich als direkte Auswirkung auf die Struktur der Medizinstudenten durch die Einführung des Numerus clausus feststellen, daß der Anteil der Arztkinder bei den Medizinstudenten gestiegen ist. Gleichzeitig hat sich der Anteil der weiblichen Medizinstudenten seit der Einführung des Numerus clausus verringert.

Dies wird erhebliche Auswirkungen auf die Struktur der Ärzteschaft haben. Troschke (121, 680) stellt in ihrer Analyse der Berufsziele von Staatsexamenskandidaten fest, daß die Frage der Spezialisierung im ärztlichen Beruf wesentlich von der sozialen Schicht abhängig ist, aus der die Medizinstudenten stammen. "Je niedriger der ökonomische Status, desto kleiner der Anteil der Spezialisierung bevorzugenden Studenten, die damit rechnen, dieses Vorhaben auch wirklich durchzuführen können". Auch Pflanz (76, 207) kommt in seiner Analyse zu einem ähnlichen Ergebnis.

Einfluß der Selektion der Ärzteschaft durch Abiturnoten auf die Persönlichkeitsstrukturen von Medizinstudenten und Ärzten

Die Zulassung zum Medizinstudium kann als Initiationsritus aufgefaßt werden, der den Studienanfänger in der Medizin in eine Kette von Prüfungen und Filtern einführt, die er zukünftig ständig vor Augen haben wird. Er lernt, "daß ein Abiturzeugnis nicht viel, das stete Bestehen einer mit der Aufnahmeklausur beginnenden Kette von Prüfungen und Aussiebungen aber alles bedeutet" (4, 171). Der ständige Druck auf den Medizinstudenten, die nächste Klausur bestehen zu müssen, verbietet ein Ausbrechen aus den gegebenen Normen und Werten und erzeugt einen hohen Anpassungsdruck an die den Studenten umgebende Umwelt, insbesondere an die Kommilitonen, mit deren Hilfe er allein sich dem Leistungsdruck stellen kann.

Die Anpassungsprozedur zu Beginn des Studiums wird durch die Praxislosigkeit des Studiums in der Vorklinik in zweifacher Hinsicht verschärft. Zum einen ist der einzelne Student absolut vom Objekt seines Studiums, dem Kranken, isoliert, zum anderen hat der Medizinstudent in den naturwissenschaftlichen Fächern keinen Zugang zu wissenschaftlicher Tätigkeit. Der Student ist weder in der Lage, sein erworbenes naturwissenschaftliches Wissen durch eigene Forschungsvorhaben in die Tat umzusetzen, noch kann er das erworbene Wissen auf seine Relevanz hin überprüfen. Der vorklinische Medizinstudent übt sein Studium über eine blindgläubige Formeladaption aus, die in ihm die Haltung eines unkritischen, hinnehmenden Konsumenten erzeugen muß. Das Produkt einer solchen Sozialisation beschreibt Lüth (61, 307 f.) wie folgt: "Die Numerus clausus-Generation (von Ärzten, W. T.) werden Kader strammer Reihenuntersucher stellen, unerschütterliche Technokraten, die nur auf Medizin - und was sie dafür halten - sich verstehen und, wie 1933, in Unschuld ihr Handwerk weiterbetreiben, wenn die totalitäre Zange - diesmal der universalen Verwaltungsmaschine - die Menschheit zerniert, das Individuum eliminiert".

Für den Studienanfänger geht mit einem solchen Studienverlauf eine Zunahme der bewußten Angstsymptome und eine Abnahme in der humanitären Einstellung einher. Eron (24) stellt in seiner Untersuchung eine signifikante Zunahme des Zynismus unter amerikanischen Medizinstudenten zwischen dem 1. und 4. Semester fest, der seiner Meinung nach daraus resultiert, daß der Student erkennt, daß seine idealen Konzepte von medizinischer Praxis und medizinischem Studium unrealistisch sind, daß er sich vermittelt über die Klausuren etc. den Standards seiner Lehrer anpassen muß, anstatt sich auf das zu konzentrieren, was er wissen sollte, um gute Medizin zu praktizieren.

Im Zusammenhang mit dem ständigen Anpassungszwang an die Normen der Fakultäten, mit dem ständigen Leistungsdruck und dem

Zwang der Minimalisierung der Angst vor einem Scheitern im Studium, entwickelt die Studentenschaft eine rationalistische und intellektuelle Grundhaltung. Die Fähigkeit, Unsicherheit ertragen zu können, wird nicht belohnt. Allein das Meßbare zählt. Damit einher geht eine Wandlung der Berufsziele von Medizinstudenten. Troschke (121, 858) berichtet davon, daß die Motivation, Arzt für Allgemeinmedizin zu werden, während des Studiums absinkt. Die Studenten legen Wert darauf, in einem überschaubaren Gebiet der Medizin ihr Fach zu beherrschen. Durch die Selektion mit Hilfe der Abiturnoten wird eine vermeintliche Leistungselite unter den Studienbewerbern extrahiert. Es erscheint plausibel, daß diese Selektion eine Prestigeorientierung der Studenten fördert. Die Zulassung nach Abiturnoten (insbesondere nach den sog. Kernfächern) offenbart die Dominanz eines auf Spezialisierung zugeschnittenen Leistungsbegriffs, der die kritische Reflektion des Wertes dieser Spezialisierung für die Gesellschaft nicht reflektiert, der auch nicht danach fragt, ob diese Spezialisierung gesellschaftliches Interesse ist.

Ist auch die Spezialisierung der Medizin im wesentlichen Folge der wissenschaftlichen Entwicklung der Medizin selbst, so erscheint es jedoch, daß die Ursache für das sich verringernde Interesse der Medizinstudenten an der Berufskarriere 'Arzt für Allgemeinmedizin' in der Zulassung zum Medizinstudium und im vorklinischen Teil des Medizinstudiums zu suchen ist.

Dabei darf der Einfluß der hochspezialisierten medizinischen Lehrer einerseits und das Fehlen jeglichen Bezugs zur Allgemeinpraxis während des Studiums andererseits nicht unterschätzt werden.

Die Art und Weise der Zulassung zum Medizinstudium wird erst mit der Durchsetzung des totalen Numerus clausus relevant. Dies schlägt sich auch in der ärztlichen Berufs- und Standespresse nieder.

Ab Ende 1963 tauchen die ersten Berichte und Analysen in der ärztlichen Presse auf. Im Tätigkeitsbericht 1963/64 der Bundesärztekammer wird erstmals auf die sehr unterschiedlichen Zulassungsrichtlinien an den einzelnen medizinischen Ausbildungsstätten hingewiesen. Die Ärzteorganisationen plädieren für eine Auslese der Studienbewerber nach ihrer Leistungsfähigkeit, die anhand der Abiturnoten gemessen wird. Damit übertragen die Ärzteorganisationen die bisherige Praxis lediglich auf die neue Situation. Bisher hatten die medizinischen Ausbildungseinrichtungen im Einklang mit den Ärzteorganisationen versucht, etwa 25 % der Studenten mit Hilfe der Vorphysika und Physika herauszuprüfen. Obwohl die Aussagekraft des Kriteriums Abiturnote für den Studienerfolg praktisch nicht existent ist und weiterhin ein Zusammenhang zwischen Abiturleistungen und Berufserfolg bisher nicht nachgewiesen werden konnte, beharren die Ärzteorganisationen auf diesem Kriterium.

Die Selektion nach Abiturnoten hat in der Praxis mit dazu geführt, daß in vielen naturwissenschaftlichen Fächern ebenfalls der Numerus clausus eingeführt werden mußte, weil viele abgelehnte Studienbewerber entweder in solchen Fächern 'Wartesemester absaßen' oder aber sich über diese Studienfächer für ein Medizinstudium qualifizierten. Die Selektion durch Abiturnoten fördert die Tendenz des Numerus clausus an sich, Kinder aus besser gestellten Schichten der Bevölkerung zu bevorzugen. Darüberhinaus fördert die Selektion der Studienbewerber nach Abiturnoten im Verbund mit der Verschulung des Studiums insgesamt die Anpassung der Studenten an die von der Ausbildungsstätte gesetzten Normen.

Für den Zeitraum von 1958 bis etwa 1967 verläuft die Selektion der Studienbewerber parallel zu den Interessen der ärztlichen Berufs- und Standesorganisationen. Die Ärzteorganisationen sind dabei mächtig genug, um ihre Interessen gegenüber der KMK durchzusetzen. Mit den durch die Art der Selektion hervorgerufenen Wirkungen sowohl auf die Struktur der Ärzteschaft als auch auf die Studentenschaft wird der Status quo innerhalb des Gesundheitswesens der BRD insgesamt gefestigt.

7. Stellungnahmen der ärztlichen Berufs- und Standesorganisationen zum Numerus clausus in der Allgemeinen Medizin und zur Frage der Zulassungskriterien zwischen 1963 und 1971

In diesem letzten Kapitel soll synoptisch auf die Argumentation der ärztlichen Berufs- und Standesorganisationen in der angegebenen Zeit eingegangen werden. Eine - an sich gebotene - ausführlichere Behandlung muß einer späteren Arbeit vorbehalten bleiben. Dabei kommt es insbesondere darauf an, den Zeitpunkt des Umschlags der Argumentation der ärztlichen Berufs- und Standesorganisationen zu fixieren und zu belegen. In einem weiteren kurzen Abriß wird im folgenden ein Überblick über die Ursachen, die zu diesem Argumentationswechsel geführt haben, gegeben. Der hierbei sichtbar werdende Zusammenhang zwischen der Ärzteknappheit außerhalb der Ballungszentren, der Genehmigung von Gruppenpraxen durch die Ärztekammern und dem Wandel in der Numerus-clausus-Argumentation kann ebenfalls nur oberflächlich dargestellt werden. Hier muß eine spätere Arbeit die Erkenntnisse vertiefen. Im letzten Teil dieses Kapitels wird dann auf den parallel einherlaufenden Wechsel in der Argumentation betreffs der Zulassungsverfahren eingegangen. Auch hier soll der Zusammenhang zwischen Ärztemangel auf dem flachen Land und in den Randzonen der Großstädte einerseits und dem Wandel in der Argumentation andererseits dargestellt werden.

Ausgehend von der Feststellung, daß der Numerus clausus in der Allgemeinen Medizin sowie die Art und Weise der Zulassung zum Studium in Übereinstimmung steht mit der Argumentation und den Interessen der Ärzteorganisationen, gilt es diese Feststellung als Hypothese auf die oben angegebene Zeit zu beziehen.

7.1. Die Stellungnahmen der ärztlichen Berufs- und Standesorganisationen zum Numerus clausus

Die Politik der ärztlichen Berufs- und Standesorganisationen in bezug auf den Numerus clausus änderte sich auch nach der Abwehr der Reform der GKV und der Einführung des Numerus clausus an allen westdeutschen medizinischen Ausbildungsstätten nicht. Zum einen hatte das Urteil des Bundesverfassungsgerichts die Zulassungsfreiheit für Kassenärzte festgestellt, zum anderen erwies sich der Numerus clausus als ein Steuerungsinstrument, das den objektiven Interessen der Ärzteschaft entsprach.

Im Tätigkeitsbericht 1963/64 an den 67. Deutschen Ärztetag 1964 wiederholt der Hauptgeschäftsführer der BÄK Stockhausen die bekannten Argumente (indem er einen Beschluß der BÄK ausführlich zitiert): "Der 65. Deutsche Ärztetag fordert daher alle verantwortungsbewußten Kräfte auf, an der Beseitigung der augenblicklichen Fehlentwicklung mitzuwirken. Er warnt vor einer weiteren Propagierung des Medizinstudiums, die rasch zu einem Ärzteproletariat führen kann" (114, 26). Und weiter: "In den Untersuchungen von Freudenberg und Nebel ist dargestellt, in welch hohem Maße der derzeit bereits studierende ärztliche Nachwuchs den Ergänzungsbedarf der Bundesrepublik an Ärzten übersteigt" (114, 16). Diese Aussagen werden in den Tätigkeitsberichten zum 68., 69. und 70. Deutschen Ärztetag fast wörtlich wiederholt (115, 58; 116, 57).

Im gleichen Zeitraum wird in der ärztlichen Standespresse neben den Tätigkeitsberichten relativ wenig zum ärztlichen Nachwuchsproblem ausgesagt. In Hinsicht auf die Gutachten von Freudenberg und Nebel wird festgestellt: "Angesichts der eindeutigen Aussagekraft dieser Zahlen wäre es geradezu verantwortungslos, weiterhin unter den Abiturienten für das Studium Medizin zu werben" (133, 2733).

Derselbe Autor stellt Ende 1966 fest: "Noch immer ist die Zahl der

Medizinstudenten doppelt so hoch wie der Ergänzungsbedarf" (134, 2908). Im Frühjahr 1967 behauptet Stockhausen: "Eingehende Untersuchungen ... haben ergeben, daß zum Ausgleich der ausscheidenden Ärzte in den kommenden zehn Jahren ein Zugang von jährlich 1900 bis 2 000 Ärzten in der Bundesrepublik Deutschland und Westberlin notwendig ist. Die Zahl der tatsächlich zu erwartenden Ärzte übersteigt jedoch diesen 'Ergänzungsbedarf' um mehr als das Doppelte. Das anhaltende, den Ergänzungsbedarf weit übersteigende Anwachsen der Zahl der zum Medizinstudium drängenden Studienbewerber ist derzeit fast beängstigend. ... Eine andere, ebenso ernste Frage ist, ob es für den zusätzlich heranwachsenden Nachwuchs an Ärzten auch in Zukunft ausreichende Arbeitsmöglichkeiten gibt, ohne daß die wirtschaftliche und soziale Stellung und der letztlich daraus resultierende hohe Leistungsstand der Ärzte gefährdet wird" (106, 289 f.).

Die drei zitierten Beiträge im Deutschen Ärzteblatt stellen die wesentlichen Beiträge der Ärzteorganisationen in diesem Zeitraum dar. Sie sind in der Rubrik 'Themen der Zeit' placiert, und sollen den Eindruck eines Diskussionsbeitrages erwecken. Offizielle Erklärungen der Bundesärztekammer gibt es in diesem Zeitraum nicht. Die Aussagen der Bundesärztekammer zum Problem des Numerus clausus fußen auf dem oben zitierten Beschluß aus dem Jahre 1962. Infolgedessen ändert sich auch nichts an der Argumentation. Immer wieder wird auf die sehr hohe 'Arztdichte' hingewiesen und auf die Gutachten von Freudenberg und Nebel (29), wobei wie seit eh und je mit dem Begriff 'Ersatzbedarf' manipuliert wird.

Besonders im letzten Zitat von Stockhausen wird dabei noch einmal die Furcht der Ärzteschaft vor wirtschaftlichen und sozialen Einbußen deutlich, die als Motor und Regisseur der Numerus-clausus-Debatte bei der Ärzteschaft dezent im Hintergrund wirksam ist.

Ihren Höhepunkt und gleichzeitig auch Schlußpunkt erreicht die Manipulation der Ärzteorganisation hinsichtlich des ärztlichen Nachwuchses mit den Publikationen der BÄK gegen das vom Wissenschaftsrat veröffentlichte Gutachten "Zur Struktur und zum Ausbau der medizinischen Forschungs- und Ausbildungsstätten" aus dem Jahre 1968. Unter Überschriften wie "Soll unsere Jugend die Zeche zahlen?" (107, 852) stellt Stockhausen fest: "Der Weg, durch eine ständige 'Überschußproduktion' die Zahl der Mediziner so zu erhöhen, daß die Ärzte allmählich in den Status kommen, den sie z. B. in einer ganzen Anzahl von Ländern im Osten Europas besitzen, dürfte kaum der Weg sein, einen hohen qualifizierten Ärztestand zu erhalten" (107, 844).

Mit der Furcht vor den 'üblen Zuständen im Osten Europas' und der Erinnerung an die Zeit "vor fünfzehn bis zwanzig Jahren, in der junge Ärzte als Nachtwächter, Organisten, Barmixer und Garagenwächter und in ähnlichen Tätigkeiten ihr Brot suchen mußten" (107, 852), versucht Stockhausen, die bisher verfolgte Politik zu verteidigen.

Bereits im Tätigkeitsbericht an den 71. Deutschen Ärztetag, der im Mai 1968 stattfand, ist von 'Ärzteproletariat' etc. nicht mehr die Rede. Neben einer Darstellung der statistischen Entwicklung, die nicht kommentiert wird, muß Stockhausen sogar erstmals zugeben, daß die Zahl der Ärzte in freier Praxis seit 1962 nicht mehr gestiegen ist (85, 70).

Schon ein Jahr zuvor hatte Zwecker vor der Vertreterversammlung der Kassenärztlichen Bundesvereinigung auf die Schwierigkeiten der ärztlichen Versorgung ländlicher Gebiete sowie Randzonen der Großstädte insbesondere mit praktischen Ärzten hingewiesen (144, 1452). Auch im Tätigkeitsbericht 68/69 an den 72. Deutschen Ärztetag (118, 63 f. und 46 f.) wird auf den Numerus clausus nicht explizit eingegangen. "Mit einem Mehr von über 3 700 Ärzten und Medizinalassistenten gegenüber dem Vorjahr erreichte die Nachwuchswelle im Arztberuf Anfang 1968 einen neuen Höhepunkt. Diese

Nachwuchswelle hat bis heute erst das Krankenhaus erreicht, die bei der Zahl der freipraktizierenden Ärzte seit genau sechs Jahren beobachtete Stagnation hält weiterhin an".

Diese vermeintliche Stagnation beschreibt G. Wolff (135) als eine Verschlechterung der ärztlichen Versorgung durch praktische Ärzte. "Während 1958 ein praktischer Arzt durchschnittlich noch 2 000 Menschen zu betreuen hatte, waren es Anfang 1968 schon 2 250" (135,2896).

Erstmals im Tätigkeitsbericht 1969/70 an den 73. Deutschen Ärztetag (119) dreht die BÄK den Spieß um. Der Numerus clausus wird "von einer großen Anzahl von Ärzten lebhaft bedauert" (119,1773). In einem entsprechenden Beschluß des Vorstandes der BÄK vom 12. Dezember 1969 heißt es: "Seit mehr als fünf Jahren werden in der Bundesrepublik immer weniger Bewerber zum Studium der Medizin zugelassen. Erhielten 1962 noch fast 6 000 Bewerber einen Studienplatz in der Medizin, ist diese Zahl bis 1968 auf 3 500 gesunken. Auf diese Entwicklung macht der Vorstand der Bundesärztekammer die Öffentlichkeit und alle zuständigen Stellen des Bundes und der Länder mit allem Nachdruck aufmerksam. Er hält es dringend geboten, die Zahl ausreichend geeigneter Studienplätze in der Medizin so schnell wie möglich dem gestiegenen Bedarf anzupassen" (119,1773). War es einst noch 'gerade verantwortungslos gewesen', für das Medizinstudium zu werben (133,2733), so soll sich nun "jeder Interessierte an Hand solcher klaren Daten und Hinweise selbst ein Bild über die Aussichten im Arztberuf machen können, um darauf fußend seine Entscheidungen über die Berufswahl auch in Kenntnis der tatsächlichen Verhältnisse zu treffen" (119,1773). Wurde noch im Tätigkeitsbericht an den 70. Deutschen Ärztetag die damalige Auffassung der BÄK zum Numerus clausus gestützt durch das Gutachten zweier Fachwissenschaftler (116,57 f.), so stand wenig später bereits fest, daß sich solche Fragen "aller Erfahrungen nach statistisch-mechanisch allein überhaupt nicht beantworten" lassen (107, 844).

Hatte die Bundesärztekammer auf dem 73. Deutschen Ärztetag die Wende in der Argumentation hinsichtlich des Numerus clausus vollzogen, so wird im Tätigkeitsbericht zum 74. Deutschen Ärztetag mit Akribie aufgezählt, wo überall sich ein Ärztemangel fühlbar gemacht habe. "Sie (die Ärzte) fehlen nicht nur im Öffentlichen Dienst oder im Sanitätswesen der Bundeswehr oder in ähnlichen Tätigkeitsbereichen, wo man unzureichende, wenig konkurrenzfähige Besoldungsverhältnisse und mangelnde Aufstiegsmöglichkeiten dafür verantwortlich machen könnte, nicht in der Industrie, wo man sagen könnte, die dort angebotenen Tätigkeiten seien in ihrer Art für Ärzte nicht sonderlich attraktiv, was ohnehin kaum zutreffen dürfte.

Ärzte fehlen noch immer in manchen Krankenhausbereichen, und dort mangelt es vor allem an ganz bestimmten Kategorien von Ärzten, so z.B. an berufserfahrenen Ober- und Assistenzärzten in der Chirurgie. ... Aber auch in anderen Fachbereichen von Krankenhäusern gibt es Fehlstellen, und hier vor allem für jüngere qualifizierte Fachärzte. ... Es besteht nicht nur in den bereits als Beispiele genannten Bereichen, sondern auch in der freien Praxis und hier vor allem auf dem Lande und in Stadtrandgebieten" (120, 9).

Aus der Analyse der Bundesärztekammer muß geschlossen werden, daß nun seitens der Bundesärztekammer die Auffassung vertreten wird, außer bei den Chefärzten herrsche in allen Sektoren des ärztlichen Berufs ein deutlicher Nachwuchsmangel.

Mit der Untersuchung der Ursachen dieses allgemeinen Ärztedefizits halten sich die ärztlichen Standesorganisationen nicht lange auf: Ein Sprecher des Vorstandes des NAV erklärte: "Es gehe nicht an, daß Regierung und Gesetzgeber immer wieder von der Pflicht der Kassenärztlichen Vereinigung zur Sicherstellung der ambulanten ärztlichen Versorgung der Bevölkerung sprächen und andererseits durch ein totales Versagen bei den Fragen des Zugangs zum Medizinstudium diese Sicherstellung auf die Dauer unmöglich machten" (72).

1963, als die Ärzteorganisation vehement die Drosselung des ärztlichen Nachwuchses forderten und durchzusetzen versuchten, schrieb J. Stockhausen im Tätigkeitsbericht 1963/64: "In Wahrheit vertreten aber diejenigen hier einen Interessenstandpunkt, die als Arbeitgeber aus naheliegenden Gründen eine möglichst große Zahl von Bewerbern um ärztliche Stellen wünschen, ohne zu fragen, was später mit dem überschießenden ärztlichen Nachwuchs nach Ausscheiden aus der Assistenzarzttätigkeit geschieht" (114, 26).

Nach den Zahlen des Gesundheitsberichtes des Bundesministers für Jugend, Familie und Gesundheit (33) waren 1962 insgesamt bei 73,5 % aller Krankenhäuser mit 92,5 % aller verfügbaren planmäßigen Betten die öffentliche Hand bzw. freie gemeinnützige Verbände die Krankenhausträger (33, 35). Der Vorwurf, den Stockhausen im Tätigkeitsbericht 1963/64 an die öffentliche Hand richtete, aus eigennützigen Motiven zum Medizinstudium aufzurufen, verwandelt sich 1971 in den Vorwurf, nicht genügend für eine Erweiterung des Zugangs zum Medizinstudium getan zu haben.

Daher kann Roos, der Vorsitzende des NAV, in einem Spiegel-Interview auch erklären: "... das Problem ist, daß wir in Deutschland -zigtausend Ärzte zu wenig haben ... Wer heute den Numerus clausus nicht beseitigt, ist für den Ärztemangel in zwölf Jahren verantwortlich" (101).

In der Zeitphase zwischen 1963 und 1967, in der es Politik der BÄK ist, die Zahl des ärztlichen Nachwuchses möglichst gering zu halten, wird mehrfach behauptet, Freudenberg und Nebel hätten einen Ersatzbedarf von 1 900 - 2 100 Ärzten jährlich errechnet ((106, 290), (115, 2199), (116, 1176), (133, 2733)). 1969, als der Kurswechsel der Bundesärztekammer vollzogen ist, heißt es bei Stockhausen 'etwa 2 500' (108, 2199) Ärzte pro Jahr seien als jährlicher

Nachwuchsbedarf an Ärzten anzusehen, so hätten Freudenberg und Nebel errechnet. In der Folgezeit argumentiert die BÄK aus verständlichen Gründen nicht mehr mit den Gutachten von Freudenberg und Nebel.

7.2. Die Ursachen des Wandels in der Argumentation der ärztlichen Berufs- und Standesorganisationen

Ab Ende 1966 häufen sich in der ärztlichen Berufs- und Standespresse die Berichte über Versorgungsschwierigkeiten insbesondere in ländlichen Gegenden und in den Randzonen der Großstädte. G. König +) umschreibt dabei das Problem wie folgt: "Es ist nur immer schwieriger geworden, Kassenarztstellen auf dem Lande und in den Randzonen der großen Städte, die durch Tod oder Invalidität vorher dort ansässiger Kassenärzte freigeworden sind, zu besetzen. Die Abgewanderten spielen eine geringe Rolle, die Zuwanderung ist ungenügend" (51,463).

Dabei war insbesondere der Mangel an Praktischen Ärzten groß. Darüberhinaus war jedoch auch manche Facharztgruppe nur unzureichend auf dem Lande vertreten, wie z.B. die Kinderärzte (51, 464).

H. Zwecker ++) bezifferte das Defizit an praktischen Ärzten 1966 mit 1 500 - 1 800 (144,1452). Hatte 1958 ein praktischer Arzt noch etwa 2 000 Menschen im Durchschnitt zu betreuen, so lag diese Zahl 1968 schon bei 2 250 Menschen (135,2896). Zwischen 1958 und 1968 nahm die Zahl der niedergelassenen praktischen Ärzte absolut um 306 (1,1 %) ab, der Anteil an der niedergelassenen Ärzteschaft

---

+) G. König war zum Zeitpunkt der Veröffentlichung des Artikels 2. Vorsitzender der Kassenärztlichen Bundesvereinigung und Vorsitzender der KV Westfalen-Lippe.

++) H. Zwecker war zum Zeitpunkt der Veröffentlichung des Artikels Mitglied des Vorstandes der KBV.

insgesamt sank im gleichen Zeitraum um 7,8 %. Die Zahl der niedergelassenen Fachärzte erhöhte sich im gleichen Zeitraum um 5 314 Ärzte (37,4 %), der Anteil der Fachärzte an der niedergelassenen Ärzteschaft insgesamt erhöhte sich von 34,5 % auf 42,3 % (135,2896).

Der Hauptgrund für die sehr ungleichmäßige Verteilung einerseits und den geringen Anteil des ärztlichen Nachwuchses, der noch den Berufswunsch Praktischer Arzt äußert, wird in der Freigabe der Zulassung zur Kassenarztpraxis durch das Urteil des Bundesverfassungsgerichts gesehen.

Die folgende Tabelle zeigt die Entwicklung der Relation der niedergelassenen Fachärzte zu den niedergelassenen Praktischen Ärzten:

Tab. 41: Verhältnis der niedergelassenen Praktischen Ärzte zu den Fachärzten in Bezug auf die Gesamtzahl niedergelassener Ärzte

Jahr	Praktische Ärzte	Fachärzte
1958	65	35
1959	66	34
1960	62,5	37,5
1964	61	39
1965	60	40
1966	59	41
1967	59	41
1968	58	42
1970	57	43

Quellen: S. Koller: Ärzteanalyse aufgrund der Volkszählung von 1961 (52)
Zulassungsordnung - Auswirkungen des Urteils des Bundesverfassungsgerichtes v. 23.3.1960 betr. die sog. Verhältniszahl (141)
G. Wolff: Zahl der Ärzte steigt weiter stark an (133)
G. Wolff: Ärztliche Nachwuchswelle erreicht Krankenhaus (134)
Tätigkeitsbericht der Bundesärztekammer 1967/68 (117)
Tätigkeitsbericht der Bundesärztekammer 1969/70 (120)

Bemerkenswert ist neben dem allgemeinen Sinken der Anteile der niedergelassenen Ärzte, daß insbesondere 1960 eine große Verschiebung in den Relationen zu verzeichnen ist. "In der Zeit nach Verkündung des Urteils des Bundesverfassungsgerichts am 23.3.60 wurden bis zum 31.12.60 insgesamt 6670 Kassenärzte neu zugelassen. Von diesen Ärzten waren 2960 = 44,4 % praktische Ärzte und 3710 = 55,6 % Fachärzte" (141,2740).

Insgesamt war bei der Zahl der zur Kassenpraxis zugelassenen Ärzte zwischen 1958 und 1968 eine Steigerung von 11,3 % festzustellen. Dabei ging die Zahl der Allgemeinpraktiker um 1,1 % zurück, das Plus geht ausschließlich auf Kosten der Zunahme der Fachärzte, nämlich um 37,4 % im gleichen Zeitraum. "Da neben dem Bevölkerungsanstieg (von 11 %, W.T.) sich auch die Morbidität erhöht hat, wird die Stagnation in der Zahl der ärztlichen Allgemeinpraxen als eine echte Verschlechterung empfunden, ist doch heute noch der praktische Arzt, besonders auf dem Lande, der eigentliche Träger der ambulanten ärztlichen Versorgung der Bevölkerung" (135,2896 f.).

Die schlechte regionale Verteilung der Ärzte und insbesondere der Mangel an Praktischen Ärzten hat zur Folge, daß "immerhin für ein Drittel der bundesrepublikanischen Bevölkerung eine Arztdichte von nur 1 pro 2500 Einwohner existiert" (18). Bereits 1970 sprachen die Vertreter der Ortskrankenkassen in Bayern von einem Fehlbestand der Ärzte außerhalb der Großstädte von 20 bis 25 % (59,30).

Das Problem der regionalen Verteilung der Ärzteschaft und der Knappheit der Praktischen Ärzte wird durch die Überalterung der Praktischen Ärzte gesteigert. Eine Untersuchung der Kassenärztlichen Vereinigung Nord-Württemberg hat ergeben, daß 74,2 % aller Praktischen Ärzte sich in einem Alter von 50 und mehr Jahren befinden (33,29). In einer Sendung des Südwestfunks wies der damalige baden-württembergische Arbeitsminister Hirrlinger daraufhin, daß nur 1 % der praktischen Ärzte jünger als 40 Jahre sei. Nur etwa 6 % der Medizinalassistenten seien unter Umständen bereit, einen Kassenarztsitz als Praktischer Arzt zu übernehmen (zit. n. 59, 33). Demgegenüber sind nur 53,4 % der niedergelassenen Fachärzte in Nord-Württemberg über 50 Jahre.

Bei der Untersuchung der Gründe dafür, daß nur noch sehr wenige Medizinstudenten bereit sind, Praktischer Arzt zu werden, stößt man zunächst auf das Faktum des geringen Prestige der praktischen Ärzte im Vergleich zu dem der Fachärzte. Der Verlust des hohen Prestiges, das die Praktischen Ärzte über Jahrhunderte als Vertreter der Ärzte schlechthin besessen hatten, hängt eng zusammen mit der "Vernaturwissenschaftlichung" der Medizin. Die in der Laienwelt Prestige-bringenden Tätigkeiten wurden mehr und mehr den sich entwickelnden Fachdisziplinen übertragen. Der sich parallel hierzu ständig erhöhende Bedarf an technischem Instrumentarium war nur noch in Fachpraxen bzw. Kliniken rentabel zu benutzen.

Ein weiteres Moment des niedrigen Prestiges des Praktischen Arztes wird aus der Ausbildung der Medizinstudenten verständlich. Zwar wurde nach der Bestallungsordnung für Ärzte (11) als Ausbildungsziel der Praktische Arzt definiert, allein der Student wird nur von Spezialisten ausgebildet, der im Unterricht gerade sein überragendes Spezialistenwissen beschränkt zugunsten der Anforderungen an den praktischen Arzt. Im Bewußtsein des angehenden Arztes dürfte sich dadurch kein allzu günstiges Bild von der Tätigkeit des praktischen Arztes ergeben. Ein anderer wichtiger Aspekt der Frage der Spezialisierung wird von Troschke aufgerollt (121). In einer Befragung von Staatsexamenskandidaten stellt sie fest, daß 70 % aller Befragten lieber in einem überschaubaren Gebiet der Medizin arbeiten möchten, als in einem breiteren Bereich, der mit einer zwangsläufig in Kauf genommenen Unsicherheit verbunden wäre. Diese Unsicherheit, die aus der begrenzten Aufnahmefähigkeit des einzelnen Arztes und aus der wissenschaftlichen Begrenzung der Medizin selbst erwächst, spielt eine große Rolle bei der Wahl des Berufszieles. Je nach der Fähigkeit Unsicherheit zu ertragen, wählt der Medizinstudent eher eine fachärztliche oder allgemeinärztliche Tätigkeit. Die Fähigkeit, Unsicherheit zu ertragen, hängt im bedeutenden Maße von der Ausbildung ab. Die naturwissenschaftlich-dominierte und praxis-, vor allem patientenferne Ausbildung fördert diese Fähigkeit wahrscheinlich nicht.

In der ärztlichen Standespresse werden für die Schwierigkeiten, ländliche Kassenarztsitze zu besetzen, vor allem die "schulischen und kulturellen Möglichkeiten auf dem Lande, am Stadtrand" verantwortlich gemacht (51, 467). Zusätzlich würden die ständige Belastung des Privatlebens durch die Schwierigkeit der Organisierung von Not-, Nacht- und Feiertagsbereitschaftsdiensten, der Mangel an Anonymität, jüngere Ärzte von der Einnahme eines Kassenarztsitzes auf dem Lande abhalten (5, 341).

Die schlechte allgemeine Lage der gesundheitlichen Versorgung der Bevölkerung der ländlichen Gebiete und in den Stadtrandgebieten veranlaßte den Deutschen Landkreistag zu folgender Erklärung:
"Wenn es nicht gelingt, die ärztliche Versorgung grundlegend zu verbessern, müßten die Landkreise als Alternative vorschlagen, die bestehenden Krankenhäuser für die ambulante Behandlung von Kassenpatienten zu öffnen. Die Einrichtung von Krankenhausambulanzen mit einem ständigen ärztlichen Bereitschaftsdienst müßte dann durch eine Änderung des Kassenarztrechts ermöglicht werden (zit. n. 59, 30).
Auch die Konferenz der für das Gesundheitswesen zuständigen Minister der Länder befaßte sich auf ihrer Sitzung am 15. und 16. Okt. 1970 in Berlin mit der Behebung des Mangels an Praktischen Ärzten, insbesondere auf dem Lande. Sie führten in einer Entschließung aus:
"Die für das Gesundheitswesen zuständigen Minister und Senatoren der Länder unterstützen darüberhinaus grundsätzlich alle Bemühungen und werden selbst alle Möglichkeiten nutzen, die geeignet sind,

eine ausreichende Versorgung der Bevölkerung mit Praktischen Ärzten insbesondere auf dem Lande zu sichern. Sollten diese Bemühungen keine Erfolge erzielen, muß geprüft werden, wie die ärztliche Versorgung der Bevölkerung durch weitere gesetzliche Maßnahmen sichergestellt werden kann" (23).

Durch die Reaktion der Öffentlichkeit auf die sich ständig verschlechternde gesundheitliche Versorgung der Bevölkerung aufgeschreckt, appellierte insbesondere die Kassenärztliche Bundesvereinigung an die Einheit des Ärztestandes. "Insbesondere aber bitte ich jede Kollegin und jeden Kollegen, von seinem Platz aus bei der Verteidigung des Auftrages zur Sicherstellung der kassenärztlichen Versorgung, bei der Verteidigung der gesamten Rechtsstellung des frei praktizierenden Kassenarztes und seiner Selbstverwaltung dadurch zu helfen, daß er wie bisher nach besten Kräften bei der ärztlichen Betreuung seiner Patienten seine Pflicht tut" (69, 403). Ähnliche düstere Ahnungen hatten bereits 1966 König zu dem Appell veranlaßt: "Im Zusammenwirken zwischen den Kassenärzten und überhaupt allen Ärzten muß die Vermeidung staatlichen Eingriffs gesucht werden" (51, 468).

Um die Gefahr drohender staatlicher Interventionen abzuwehren, die das 1955 errungene Monopol der Kassenärzte in bezug auf die ambulante ärztliche Versorgung der Bevölkerung bedroht hätten, beschlossen die Kassenärztlichen Vereinigungen schon frühzeitig eine Reihe von Maßnahmen, die die Attraktivität der Landpraxis erhöhen sollte. Als erstes und wichtigstes Instrument wird hier von den Kassenärztlichen Vereinigungen eine 'Einkommensgarantie' übernommen. Diese soll den Ärzten, die bereit sind einen Landarztsitz zu übernehmen, über eventuelle Anfangsschwierigkeiten hinweghelfen. Allerdings ist der Nutzen dieser Einkommensgarantie in den Kassenärztlichen Vereinigungen selbst umstritten. König beispielsweise hält sie für überflüssig, da diese Arztsitze ohnehin ein "überdurchschnittliches Honorar" versprechen (51, 468).

Muschallik dagegen betont: "(Es muß) festgestellt werden, daß es durch diese Maßnahme gelungen ist, eine große Zahl von für die kassenärztliche und darüberhinaus die ärztliche Versorgung wichtige Stellen mit Ärzten zu besetzen" (69, 388).

Größeres Gewicht legen die Kassenärztlichen Vereinigungen auf die sog. Investitionshilfe. Hier soll es der jeweiligen Landgemeinde möglich sein, zu beweisen, wie wichtig ihr die Besetzung des Kassenarztsitzes ist. "Großzügige Anreize müssen geboten werden: Einrichtungen, Hausbau, Grunderwerb müssen dem künftigen Kassenarzt auf dem Lande durch, teils für längere Zeit zinslos auf jeden Fall sehr zinsgünstige, Darlehen ermöglicht werden" (51, 468).

Die Möglichkeit der Kassenärztlichen Vereinigungen, bestimmte Bezirke solange zu sperren, bis in anderen unterversorgten Gebieten die Arztstellen besetzt sind, wird als ultima ratio und wenig praktikabel abgelehnt.

Mit der sich verschlechternden Lage der Versorgungssituation wird für die Kassenärztliche Vereinigung und die Bundesärztekammer zunehmend eine ärztliche Arbeits- und Kooperationsform denkbar und realisierbar, die noch wenig zuvor als das Trojanische Pferd des Sozialismus bekämpft worden war.

In einem Artikel bezeichnete 1962 der damalige Präsident der Landesärztekammer Rheinland-Pfalz, Kreienberg (54), die Gemeinschaftspraxis als eine Vorstufe zu einer Art Poliklinik bzw. Ambulatorium (54, 1548). Infolgedessen war in der ärztlichen Berufsordnung von 1956 die Gemeinschaftspraxis auch nur dann für niedergelassene Ärzte möglich, wenn nicht auf andere Weise eine unzureichende ärztliche Versorgung, insbesondere in ländlichen Gebieten, zu beseitigen war. In der Situation der ständig lauter werdenden Kritik über mangelnde ärztliche Versorgung war für die ärztlichen Berufs- und Standesorganisationen der Begriff 'Gemeinschaftspraxis' ein Zauberwort, mit dem sie eine Milderung der öffentlichen Kritik und eine Eindämmung der immer lauter erhobenen Rufe nach der Sozialisierung des Gesundheitswesens erreichen wollten.

7.3. Die Stellungnahmen der ärztlichen Berufs- und Standesorganisationen zur Frage der Selektion zum Medizinstudium bei Auftreten des Ärztemangels

Nachdem sich noch im Sommer 1966 die ärztlichen Berufs- und Standesorganisationen, vertreten durch den westdeutschen Medizinischen Fachkultätentag, für eine Selektion der Studienbewerber nach Abiturdurchschnittsnoten gegenüber der KMK durchgesetzt hatten, setzte parallel zum Bekanntwerden der ärztlichen Versorgungsschwierigkeiten insbesondere auf dem Lande ein Infragestellen dieser Selektionskriterien ein. Insbesondere die Arbeiten von v. Kügelgen, von Kapuste und von Schütz die zwischen 1966 und 1968 in der ärztlichen Standespresse veröffentlicht werden, fundieren den Wandel in der Stellung der ärztlichen Berufs- und Standesorganisationen zur Frage der Selektion der Studienbewerber. Dabei fordert schon 1967 die Delegiertenversammlung der Bezirksärztekammer Nord-Württemberg diejenigen Studienbewerber zuzulassen, die die elterliche Praxis übernehmen und die ärztliche Berufstradition fortsetzen wollen. Der 72. Deutsche Ärztetag forderte, die Bundesärztekammer solle ihren Einfluß geltend machen, um neben den Abiturnoten als Selektionskriterien die krankenpflegerische Tätigkeit im Krankenhaus und die Begutachtung der Studienbewerber in diesem Dienst durch die Chefärzte als ausgleichendes Kriterium zu setzen. "Die stärkere Heraushebung der pflegerischen Betätigung wird sicher mehr junge Ärzte der freien Praxis als Praktische Ärzte zuführen" (86).

In einem Brief an den Vorsitzenden der Kultusministerkonferenz stellt der Vorsitzende des NAV erstmals in aller Öffentlichkeit einen direkten Zusammenhang zwischen ärztlicher Versorgung der Bevölkerung in den ländlichen und Stadtrandgebieten und Zulassungspraxis her. Danach sollten die Studienbewerber bevorzugt zugelassen werden, die sich gegenüber den Kassenärztlichen Vereinigungen dazu verpflichten, nach Abschluß ihres Studiums die elterliche Praxis zu übernehmen. Der NAV-Vorsitzende führte weiter aus: "Gerade für den Beruf des Arztes spiele die persönliche Eignung eine besondere Rolle. Sie liege um so höher, je besser der Bewerber auch die Nachteile dieses Berufes kenne. Das gelte mit Sicherheit für die Söhne und Töchter von Landärzten zu allererst, dann für solche aus Stadtrandgebieten und aus den Innenbezirken der Großstädte" (140).

Auch die Bundesärztekammer wendet sich nun entschlossen gegen die Abiturnoten als Selektionskriterium. "Mit Nachdruck wendet sich die Bundesärztekammer gegen die derzeit in weitem Umfange angewandte Praxis, die Entscheidung über die Zulassung zum Medizinstudium an Hand unzureichender Parameter zu treffen, wie zum Beispiel der Durchschnittsnoten der Abiturzeugnisse. ... (Diese bergen die Gefahr in sich, daß) unter Umständen eine einseitige negative Auswahl getroffen wird und dadurch geeignete Bewerber vom Medizinstudium ferngehalten werden" (119,1773).
Diese noch relativ allgemein gehaltene Kritik wird im Tätigkeitsbericht 1970/71 im Sinne der Argumentation des NAV präzisiert.

"Verständlicherweise wird diese Forderung (nach Abbau der Studienbeschränkungen) vor allem zugunsten von Arztkindern erhoben, da gerade bei ihnen eine besonders positive Berufsmotivation vorliegen dürfte. Auch die ärztliche Versorgung der Bevölkerung - vor allem auf dem Lande - wird in diesem Zusammenhang als Grund für diese Forderung angeführt" (119,44).

In diesem Zusammenhang wurde an der Medizinischen Hochschule Hannover eine neue Unterrichtsveranstaltung eingeführt, die ein lebhaftes positives Echo bei der Niedersächsischen Landesärztekammer und den ärztlichen Berufs- und Standesorganisationen gefunden hat. In dieser Veranstaltung sollen Medizinstudenten im ersten Semester zusammen mit niedergelassenen Ärzten Hausbesuche machen. Die Veranstaltung hatte das Ziel, den Studienanfänger in die Arbeitswelt des Arztes einzuführen. "Zugleich soll er von Anfang an darauf hingewiesen werden, daß die Medizin am Krankenbett nur ein Sonderfall der Medizin ist, während in der Praxis der größte Teil aller Kranken versorgt wird" (65).

War der von den ärztlichen Berufs- und Standesorganisationen aufgestellte Zusammenhang zwischen der Auswahl der Studienbewerber und der ärztlichen Versorgung der Bevölkerung der Versuch, die zunehmend heftiger werdende grundsätzliche Kritik am Gesundheitssystem in der BRD abzuschwächen und zu kanalisieren, so verfolgte der Argumentationswandel darüberhinaus das Ziel, die Unruhe, die in der Ärzteschaft über die Selektion nach Abiturdurchschnittsnoten entstanden war, aufzunehmen und zu entschärfen.

Diese Unruhe hatte zweierlei Gründe. Zunächst war bei der hohen Selbstrekrutierungsrate der Ärzteschaft auch ein erheblicher Teil der Arztkinder von dem rigiden Numerus clausus betroffen. Zusätzlich wurden auch Gründe, die in der ärztlichen Standesideologie begründet liegen, zur Ablehnung der Abiturnoten als Selektionskriterien angeführt.

So erklärte Prof. Dr. med. H. Grebe: "Wie soll aber ein Student in seinem Arztberuf die für ihn so wichtige menschliche Seite anklingen lassen, wenn schon sein Studienbeginn vom Computer bestimmt wurde?" Weiter erklärt Grebe: "Über das ärztliche Alltagshandwerk hinaus gibt es auch heute und hoffentlich auch in Zukunft eine echte ärztliche Kunst. Erfahrungsgemäß wird dem Schüler und dem Studenten die Fähigkeit zu einer künstlerischen Entfaltung, wie sie auch ein durchschnittlich begabter Arzt besitzen muß, schon vor Beginn des Studiums bewußt. Sie wird sich im Abiturzeugnis in entsprechenden Noten niederschlagen und bei entsprechender Berücksichtigung eine erwünschte Zulassung zum Studium erleichtern" (36,1357 f.).

Grassel klagt: "Wo sind menschliche Qualitäten, Charakter, Standhaftigkeit, Herz und Gemüt, wo Hilfsbereitschaft, ethisches Fundament erfaßt und berücksichtigt, wo auch so einfache Eigenschaften wie Fingerfertigkeit, Einsatzbereitschaft und praktischer Sinn, die doch auch zu einem richtigen Arzt gehören?" (35).

In diesem Kapitel sollte die für die Zeit zwischen 1960 und 1963 in den vorangegangenen Kapiteln belegte These, daß der Verlauf des Numerus clausus sowie die Zulassungsverfahren mit den Interessen der Ärzteschaft in Einklang gewesen sind, am Verlauf der Debatte um die beiden Probleme in der Zeit nach 1963 überprüft werden. Dabei war insbesondere darzustellen, daß die Interessen der Ärzteschaft in dieser Frage bestimmt sind von dem Ziel, den Status quo der Stellung der Ärzteschaft im Gesundheitssystem der BRD, so wie er im Kassenarztrecht von 1955 fixiert war, gegen Veränderungsbestrebungen zu verteidigen.

Im vorangegangenen Kapitel konnten wir zunächst eine relative Gleichzeitigkeit zwischen dem ersten Auftauchen von Berichten in der Standespresse über Versorgungsschwierigkeiten in ländlichen Gebieten und dem in Frage stellen der bisherigen Zulassungspraxis feststellen. Dabei wird die Debatte um die kassenärztliche Versorgung der Bevölkerung in den ländlichen Gebieten bzw. in den Randzonen der Großstädte von den Kassenärztlichen Vereinigungen geführt. Die Debatte um die Zulassungskriterien dagegen wird durch die Untersuchungen einzelner Ärzte, deren Berichte in der Standespresse abgedruckt werden, vorangetrieben. Diese Untersuchungen kritisieren zunächst nur die Ausleseverfahren nach Abiturnotendurchschnitt und geben keine präzisen Vorschläge für andere Verfahren. Gleichzeitig vollzieht die BÄK auch den Wandel in der Numerus-clausus-Argumentation und fordert eine Steigerung der Zahl des ärztlichen Nachwuchses. Diese Forderung findet ihre Entsprechung in einem - zum ersten Mal seit 1963 - leichten Anstieg der Zahlen der Studienanfänger in der Allgemeinen Medizin.

8. Zusammenfassung und Schlußfolgerungen

Seit der Einführung der Gesetzlichen Krankenversicherung im Jahre 1883 hatte die Ärzteschaft in ständigen Auseinandersetzungen mit den Krankenkassen und den staatlichen Institutionen versucht, die Gesetzliche Krankenversicherung soweit wie möglich zurückzudrängen. Mit der Verabschiedung des Gesetzes über das Kassenarztrecht im Jahr 1955 ändert sich die Politik der ärztlichen Berufs- und Standesorganisationen hinsichtlich der GKV grundsätzlich. Die Ärzteschaft hatte mit dem sog. Sicherstellungsauftrag vom Staat das Monopol in der ambulanten ärztlichen Versorgung der Bevölkerung übertragen bekommen. Von nun an war es erstes Interesse der Ärzteschaft, den erzielten Status quo zu wahren.

Mit dem Gesetz über das Kassenarztrecht war auch gleichzeitig die Bedeutung der Krankenkassen für die Politik der Ärzteschaft zurückgegangen. Hauptadressat für Interessen und Anliegen der Ärzteschaft war der Staat direkt geworden.

Zum ersten Mal bedroht wird dieser Status quo durch die Versuche der staatlichen Instanzen, das Übergewicht der Ärzteschaft zu beschneiden. Dies soll vermittels der Reform der GKV und einer damit verbundenen Reform des Kassenarztrechts erreicht werden. Mit Hilfe der Mobilisierung der Patienten wird dieser Versuch letztlich abgewehrt.

Allerdings untersagte ein Urteil des Bundesverfassungsgerichts 1960 den Kassenärztlichen Vereinigungen die Steuerung des ärztlichen Nachwuchses über die Zulassung zur Kassenarztpraxis, so wie es bisher praktiziert worden war.

Basierend auf dem Honorierungssystem der niedergelassenen Ärzteschaft haben die ärztlichen Berufs- und Standesorganisationen ein allgemeines Interesse an einer möglichst kleinen Ärztezahl. Dieses allgemeine Interesse verbunden mit der Furcht vor Einkommensverlusten durch die Zulassungsfreiheit zur Kassenarztpraxis und die drohende Reform der GKV, veranlassen die Ärzteschaft zu der Forderung, die Zahl der Medizinstudenten zu senken.

Nach der Einführung des totalen Numerus clausus in der Allgemeinen Medizin in der BRD und Westberlin etwa im WS 1963/64 werden die medizinischen Ausbildungsstätten mit erheblichen Mitteln, sowohl sächlicher als auch personeller Art, ausgestattet. Daher ist zumindest die Rigidität, mit der der Numerus clausus durchgeführt wird, aus den Interessen der Hochschulen allein nicht mehr erklärbar.

Dagegen stimmt ein solcher Verlauf überein mit den Interessen der ärztlichen Berufs- und Standesorganisationen, die in ihrer Standespresse lautstark und voluminös über ein angebliches Ärzteproletariat klagen und die Senkung der Zahlen der Studienanfänger in der Medizin fordern.

Die Frage der Art und Weise der Zulassung zum Studium wird erst relevant mit der Einführung des totalen Numerus clausus. Die Ärzteschaft besteht dabei auf einer Selektion nach Leistungsfähigkeit, worunter sie die Auswahl der Studienbewerber nach Abiturnoten verstehen. Dabei wird die Selektion nach den Abiturnoten als eine Verlagerung des bis dahin bestehenden Brauches interpretiert, durch Vorphysikum und Physikum etwa 25 % der Studenten 'herauszuprüfen'. Darüberhinaus gestattet die Selektion nach sog. Leistungskriterien die Verschulung des gesamten Studiums und damit die umfassende Disziplinierung der Studenten.

Zusammenfassend läßt sich für diese Periode feststellen, daß sowohl die medizinischen Ausbildungsstätten als auch die ärztlichen Berufs- und Standesorganisationen ein Interesse an einer Reduktion der Zahl der Medizinstudenten hatten. War also die Einführung des Numerus clausus aus verschiedenen Gründen von beiden Seiten gefordert und durchgesetzt worden, so läßt sich dies für die Rigidität des Numerus clausus nicht feststellen. Diese kann nicht allein aus den Interessen der Hochschulen erklärt werden. Es sprechen erhebliche Indikatoren für die Tatsache, daß hierfür die Interessenpolitik der ärztlichen Berufs- und Standesorganisationen verantwortlich ist.

Zunächst entfiel der Grund zur Einführung des Numerus clausus für die Hochschulen zunehmend mit der Erweiterung der sächlichen und personellen Mittel. Auch der im wesentlichen erst nach Scheitern der Bemühungen um die Reform der GKV dann aber geschlossen eingeführte Numerus clausus läßt auf einen Zusammenhang mit den ärztlichen Interessen schließen. Ein weiterer Indikator ist die Tatsache, daß die Umwandlung der Honorierung der Unterrichtstätigkeit der Hochschullehrer von der Bezahlung nach der Quantität der Hörer der Veranstaltung auf eine Unterrichtsgeldpauschale erst eineinhalb Jahre später rückwirkend und unter großer Eile vollzogen wurde.

Die Periode zwischen 1965 und 1970 ist gekennzeichnet durch einen grundsätzlichen Wandel der ärztlichen Standespolitik hinsichtlich des Numerus clausus. Mit den ersten Berichten über die sich verschlechternde Lage der ärztlichen Versorgung in den ländlichen Gebieten und den Randzonen der großen Städte setzt ein Wandel der Argumentation der Ärzteorganisationen zunächst hinsichtlich der Selektionskriterien ein.

Die Ärzteorganisationen sehen die tendenzielle Gefahr, daß eine länger andauernde und sich über längere Zeit verschlechternde Lage der ärztlichen Versorgung der ländlichen Gebiete Anlaß sein könnte, die Rücknahme des sog. Sicherstellungsauftrages an die Kassenärzteschaft durch die staatlichen Institutionen durchzusetzen. Daher soll zunächst die Verteilung des ärztlichen Nachwuchses bei gleicher Ärztezahl durch die Vergabe von Studienplätzen an Arztkinder bei gleichzeitiger Verpflichtung zur Übernahme eines Kassenarztsitzes nach Beendigung des Studiums korrigiert werden.

Mit dem sich verstärkenden Mangel an Ärzten in fast allen Bereichen tritt die Bundesärztekammer ab 1970 für eine allgemeine Steigerung der Zulassungszahlen ein.

Diese Entwicklung findet ihre Entsprechung in der realen Zulassungspraxis an den medizinischen Ausbildungsstätten.

Mit der Forderung an die Kultusministerkonferenz, Arztkinder, insbesondere Landarztkinder, bevorzugt zum Medizinstudium zuzulassen, können die Ärzteorganisationen zwar nicht durchdringen, doch werden an vielen Hochschulen den Medizinstudienbewerbern, die eine bestimmte Zeit Krankenpflegedienst geleistet haben, Extra-Bonuspunkte gewährt.

Eingehend auf die zu Beginn dieser Arbeit (S. 11. f.) formulierte Fragestellung kann festgehalten werden, daß zum Zeitpunkt der Einführung des Numerus clausus die Interessen der Hochschulen mit denen der Ärzteorganisationen kongruent waren, daß aber im weiteren Verlauf die Ärzteorganisationen den Numerus clausus und die Selektionskriterien zunehmend als ein Mittel begriffen haben, ihre Standespolitik durchzusetzen.

Literaturhinweise

(1) Abiturzeugnis - Kein gutes Kriterium
in: Deutsches Ärzteblatt, 1967, S. 2767

(2) Approbationenordnung für Ärzte vom 28.10.70

(3) Assistenzarztmangel kein Ärztemangel (o. Verf.)
in: Der Angestellte Arzt, 15, 1962, S. 257 ff.

(4) H. Bacia und R. Geulen: Arbeit und Angst im Leistungsbetrieb
in: St. Leibfried (Hrsg.), Wider die Untertanenfabrik

(5) W. Bechthold: Gedanken zur 'Landflucht' der Ärzte
in: Der Angestellte Arzt, 1966, S. 341 ff.

(6) R.D. Berensmann: Das Studium der Medizin in Deutschland
in: Ärztliche Mitteilungen, 42/61, S. 2370 ff.

(7) H.P. Berglar-Schroer: Der Auftrag des Arztes und seine heutige Gefährdung
in: Universitas, 10, 1955 I, S. 171 ff.

(8) R. Bernhardt: Darf vor dem Medizinstudium gewarnt werden?
in: Krankenhaus, 53, 1961, S. 94 ff.

(9) Beschluß des 64. Deutschen Ärztetages
in: Ärztliche Mitteilungen, 24/61, S. 1363

(10) F. Beske: Der ärztliche Nachwuchs, Köln 1960

(11) Bestallungsordnung für Ärzte vom 15.9.53, 5. Aufl. 1959

(12) P. Botschafter: Transformierung ökonomischer Interessen in politische Aktionen - am Beispiel ärztlicher Verbandspolitik, Diplomarbeit FU-Berlin, 1971, (Projektarbeit)

(13) K. Brentano-Hommeyer: Konjunkturverschiebung am Assistentenmarkt
in: Der Niedergelassene Arzt, 10/60, S. 28 ff.

(14) Bundesärztekammer: Die Aussichten im ärztlichen Beruf
in: Ärztliche Mitteilungen, 5/61, S. 231 f.

(15) Bundesärztekammer: Auslese für das Medizinstudium
in: Deutsches Ärzteblatt, 1966, S. 2057 ff.

(16) Bundesanstalt für Arbeit (Hrsg.): Der Arzt, Materialien aus

der Arbeitsmarkt - und Berufsforschung, Nr. 22/1971
(17) Bundesministerium für Arbeit und Sozialordnung (Pressestelle, Hrsg.): Ärztestimmen zur Reform der Gesetzlichen Krankenversicherung, 12.2.1960
(18) R. Van den Bussche: Der Widersinn des Numerus clausus in der Medizin
in: Süddtsch. Zeitung, Nr. 103/4
(18a) "Der Abend" v. 20.9.1973
(19) P. Diepgen: Geschichte der Medizin, Band II, 1955, S. 2
(20) Ebhardt: Auslese und Nachwuchs für die Medizin
in: Krankenhausarzt, 33/60, S. 63 ff.
(21) Das Einkommen des Arztes, Vortrag des Geschäftsführers in der Vertreterversammlung des Landesverbandes der bayerischen Ortskrankenkasse vom 21.11.1969
(22) L. Elsner: Mut zur Vertagung
in: Ärztliche Mitteilungen, 1961, S. 298 ff.
abgedruckt nach "Die Welt"
(23) Entschließung der Konferenz der für das Gesundheitswesen zuständigen Minister und Senatoren der Länder,
15. und 16. Oktober 1970 in Berlin
(24) L. Eron: Effect of Medical Education on Medical Students
in: J. Med. Educ., 1955, S. 559 ff.
(25) J. Feest: und H. Kapuste: Interviews in Ixburg, Medizinstudenten und ihre klinische Ausbildung, München, 1970
(26) H. J. Femmer: Zur Nachwuchssituation der Ärzte
in: Krankenhausarzt 5/69, S. 151 f.
(27) A. Flitner: Das Schulzeugnis im Lichte neuerer Untersuchungen, Sonderdruck der Zeitschrift für Pädagogik, Dez. 1966
(28) L. Formey: Medizinische Topographie, 1796, zit. nach (61)
(29) K. Freudenberg und R. Nebel: Der voraussichtliche Bedarf an ärztlichem Nachwuchs, Köln 1962
(30) E. Fromm: Reform der sozialen Krankenversicherung
in: Ärztliche Mitteilungen, 1959, S. 949 ff.
(31) E. Fromm: Reform der sozialen Krankenversicherung

in: Ärztliche Mitteilungen, 1958 S. 778 ff.

(32) Gesetz zur Neugliederung der Besoldung der Hochschullehrer vom 25. 3. 1966, in: Gesetz u. Gesundheitsblatt

(33) Gesundheitsbericht
hrsg. vom Bundesminister für Jugend, Familie und Gesundheit, Bonn 1971

(34) H. J. Gießelmann: Prognose des Studienerfolgs, Weinheim 1970

(35) E. Grassel: Zulassung zum Medizinstudium - reformbedürftig! in: Bayerisches Ärzteblatt, 1969, Heft 9, S. 857

(36) H. Grebe: Zulassung zum Medizinstudium
in: Deutsches Ärzteblatt, 1969, S. 1357 ff.

(37) J. Hadrich: Die Arztfrage in der deutschen Sozialversicherung, Berlin 1958, S. 56.

(38) W. Hemmer: Ersetzt ärztliches Teamwork die Einzelpraxis? in: Der Praktische Arzt 2/70, S. 92 ff.

(39) G. Hopf: Assistentenmangel und Nachwuchs
in: Der Krankenhausarzt 9/61, S. 230 f.

(40) E. Horneffer: Frevel am Volk, Leipzig 1925

(41) H. Kapuste: Die Probleme der Zulassung zum Medizinstudium in der BRD,
Sonderdruck, Deutsches Ärzteblatt 1966

(42) H. Kapuste: Die große Reform des Medizinstudiums läßt auf sich warten
in: Der Praktische Arzt 2/70, S. 92 ff.

(43) H. Kapuste: Prüfungen in einem durchlässigen Bildungssystem, Institut für Ausbildungsforschung, München 1970

(44) H. Kapuste und H. Noack: Leistungstests in der Medizin - Möglichkeiten und Grenzen - Institut für Ausbildungsforschung Instruktive Mitteilungen Nr. 1

(45) H. Kaupen-Haas: Stabilität und Wandel ärztlicher Autorität, Stuttgart 1969

(46) M. Kibler: Von Gestern und Heute, für Morgen und Übermorgen Eine weltliche Haupostille für Ärzte, Stuttgart, 1968

(47) Konjunkturverschiebung am Assistentenmarkt (o. Verf.)
in: Der Niedergelassene Arzt 9/60, S. 11 f.

(48) Krähe: Studienabbruch und Studienfachwechsel bei Medizinstudenten, Forschungsbericht, HIS-Brief 8. Okt. 70

(49) H. Krähe: und R. v. d. Bussche: Numerus clausus in der Medizin Sonderdruck aus "studentische politik", Heft 2, 1970

(50) H. Krähe und G. Schöning: Funktion der Medizin und ihre Manifestation in der medizinischen Ausbildung
in: Das Argument 60, S. 2 ff.

(51) G. König: Der Versorgungsauftrag und die sog. Landflucht
in: Der Angestellte Arzt

(52) S. Koller: Ärzteanalyse aufgrund der Volkszählung von 1961
Hrsg. Bundesministerium für Jugend, Familie und Gesundheit
Bonn 1970

(53) W. Kreienberg: Zuviel oder zuwenig Ärzte?
in: Ärztliche Mitteilungen, 1962, S. 2676 ff.

(54) W. Kreienberg: Gemeinschaftspraxis
in: Ärztliche Mitteilungen, 1962, S. 1548 ff.

(55) A. v. Kügelgen: Der Mangel an Studienplätzen für Anfänger der Medizin
in: Deutsches Ärzteblatt, 1966, S. 2123 ff.

(56) A. v. Kügelgen: Auslese beim Medizinstudium
in: Deutsches Ärzteblatt, 1966, S. 149 ff.

(57) A. v. Kügelgen: Wer überhaupt kann eigentlich Medizin studieren
in: Deutsches Ärzteblatt, 1970, S. 2530 ff.

(57a) Länderrat des Amerikanischen Besatzungsgebietes (Hrsg.):
Statistisches Handbuch von Deutschland 1928-1944, 1949

(58) Landesbesoldungsgesetz (LBesG) vom 2.4.1958
in: Gesetz- und Verordnungsblatt für Berlin, 14, Nr. 22,
10.4.58

(59) v. Leszcynski: Ist die Kassenärztliche Versorgung noch überall gesichert?
in: Der Niedergelassene Arzt, 1970, Hft.Nr. 21, S. 8 f.

(60) E. Liek: Arzt und seine Sendung, München 1926

(61) P. Lüth: Kritische Medizin, rdo. 368, 1972
(62) P. Lüth: Ansichten einer künftigen Medizin, München 1971
(63) P. Lüth: Lehren und Lernen in der Medizin, Stuttgart 1971
(64) A. Maeder: Das Arzt-Patient-Verhältnis
in: Universitas, 10, 1955I, S. 393 ff.
(65) Medizinstudenten beim Hausbesuch (o. Verf.)
in: Deutsches Ärzteblatt, 1970, S. 3172
(66) H. Meyeringh: Der Assistentenmangel
in: Der Krankenhausarzt, 33, 1960, Heft 9, S. 217 ff.
(67) H. Meyeringh: Der Assistentenmangel
in: Der Krankenhausarzt, 2/69, S. 48 ff.
(68) B. Mikat: Medizinische Statistik in Laienhand
in: Ärztliche Mitteilungen 1963, S. 1116 ff.
(69) H.-M. Muschallik: Optimale Form der ärztlichen Versorgung
in: Der Praktische Arzt, 1970, Heft 5, S. 381 ff.
(70) P. Naschold: Kassenarzt und Krankenversicherungsreform
Freiburg 1967
(70a) NAV: Gesundheitssicherung in der BRD, 1973
(71) Numerus clausus oder der verwaltete Notstand (o. Verf.)
in: Der Praktische Arzt 2/70, S. 80 ff.
(72) Numerus clausus gefährdet ärztliche Versorgung (ohne Verf.)
in: Der Niedergelassene Arzt, 1971, Heft 5, S. 10
(73) U. Oevermann: Schichtenspezifische Formen des Sprachverhaltens und ihr Einfluß auf die kognitiven Prozesse
in: H. Roth (Hrsg.), Begabung und Lernen, Stuttgart 1969
S. 297 ff.
(74) Pädagogisches Zentrum (Hrsg.): Numerus clausus, Berlin 1970
(75) O. Peterson: et al.: An Analytical Study of North Carolina General Practice 1953-54
in: J. Med. Educ. 31, 1956, Nr. 12, S. 1 ff.
(76) M. Pflanz: Abgelehnte Bewerber zum Medizinstudium
in: Deutsches Ärzteblatt 1969, S. 204 ff.
(77) Price et al.: Measurement of Physicians Performance
in: J. Med. Educ. 39, 1964, Nr. 2, S. 203 ff.

(78) Zum Problem "Überfüllung der Hochschulen", Bericht von der 43. o. Delegiertenkonferenz des vds, Dez. 1959 in: Ärztliche Mitteilungen 1/60, S. 20 f.

(79) Protokolle der 19. und 20. Sitzung des Akademischen Senats der FU-Berlin vom 16. und 17.6.1970

(80) Quaas et al.: Zum Einfluß sozialer Faktoren auf die Ausbildungsergebnisse in der Allgemeinmedizin an der Medizinischen Akademie in Dresden DDR 1958 bis 1965 in: Deutsches Gesundheitswesen 40/67, S. 1906 ff.

(81) Quaas, in: Humanitas, Zeitschrift für Medizin und Gesellschaft, 14/65

(82) J. Recht: Zuviel oder zuwenig Medizinstudenten in: Der Angestellte Arzt, 1960, S. 251 ff.

(83) J. Recht: Numerus clausus in: Der Angestellte Arzt, 1960, S. 124 ff.

(84) Rechtliche Beziehungen zwischen den Institutionen der GKV, Teil I und Teil II, März 1971, Projektarbeit am Soziologischen Institut der FU-Berlin

(85) F. Redeker: Magister in Physica, Stuttgart 1950

(86) Referate, Diskussionen und Ergebnisse der Plenarsitzung des 72. Deutschen Ärztetages in: Deutsches Ärzteblatt 1969, S. 1687 ff.

(87) Resolution des Verbandes der leitenden Krankenhausärzte Deutschlands e.V. in: Der Krankenhausarzt, 1960, Heft 10

(88) Resolution des 65. Deutschen Ärztetages: Überfüllung des Medizinstudiums und Nachwuchssituation im ärztlichen Beruf in: Ärztliche Mitteilungen, 1962, S. 1484 f.

(89) Richtlinien zu den Fußnoten 2 und 5 der Besoldungsgruppen AH 2 und AH 3 des Landesbesoldungsgesetzes vom 2.4.1958 - Festsetzung der Anteile an den Unterrichtsgebühren und der Unterrichtsgeldgarantie vom 20.4.1959 in: Dienstblatt des Senats von Berlin, Teil III, Volksbildung vom 17.10.1960

(90) J. J. Rohde: Die Selbsteinschätzung des Arztes, in: H. Kaupon-Haas (Hrsg.), Soziologische Probleme medizinischer Berufe, Köln 1968, S. 13 ff.

(90a) K. Roos, in: Der Spiegel, Nr. 26, v. 19.6.1972, S. 55.

(91) E. Schütz: Studien- und Schulleistungen in: Deutsches Ärzteblatt, 1968, S. 510 ff.

(92) J. Scholmer: Die Krankheit der Medizin, Köln 1971, S. 40

(93) E. Schott: Die Zulassungsfrage aus einer systemkritischen Perspektive, Ulm 1971, Manuskript, s. auch: H. Asche, J. Lüthje, E. Schott: Der Numerus clausus oder Wer darf studieren?, Reinbek 1973, rororo aktuell 1659, S. 57 ff.

(94) J. Seifert: Der Bedarf an medizinischen Leistungen in: Deutsches Ärzteblatt 1966, S. 2657 ff.

(95) Statistisches Bundesamt (Hrsg.): Statistisches Jahrbuch für die BRD 1954

(96) Statistisches Bundesamt (Hrsg.): Statistisches Jahrbuch für die BRD 1970-1973

(97) Statistisches Bundesamt (Hrsg.): Große Hochschulstatistik

(98) Statistisches Bundesamt (Hrsg.): Wirtschaft und Statistik 1970, Heft 7, S. 386 ff.

(99) Statistik über die Umsätze der freien Berufe (Kleine Mitteilungen) in: Der Krankenhausarzt, 8/1962, S. 217

(100) Reformvorschläge im Sozialkabinett, Einheitliche Stellungnahme der ärztlichen Spitzenverbände in: Ärztliche Mitteilungen 1958, S. 1179 ff.

(101) Spiegel - Interview mit K. Roos (NAV) und K.H. Metzner (Hartmannbund) in: Der Spiegel Nr. 26 vom 19.6.1972

(102) Einmütige Stellungnahme der Ärzteschaft, Die Vorstände der ärztlichen Spitzenverbände zum Referentenentwurf für eine Reform der sozialen Krankenversicherung in: Ärztliche Mitteilungen 1959, S. 89 ff.

(103) E. Stern: Arzt und Patient in der Gegenwart, 1958
(104) J. Stockhausen: Kein Nachwuchsmangel im ärztlichen Beruf
in: Ärztliche Mitteilungen, 1961, S. 415 f.
(105) J. Stockhausen: Der Arzt in der BRD
in: Ärztliche Mitteilungen 1963, S. 2679 ff.
(106) J. Stockhausen: Ärztliche Ausbildung - sozioökonomischer Faktor
in: Deutsches Ärzteblatt 1967, S. 288 ff.
(107) J. Stockhausen: Der Ärztebedarf bis zum Jahre 2000
in: Deutsches Ärzteblatt 1968, S. 643 ff.
(108) J. Stockhausen: Arzt und Medizin - Strukturen und Tendenzen
in: Deutsches Ärzteblatt, 1969, S. 2196 ff.
(109) E. Stolt: Die Einstellung der Bevölkerung zur Krankenversicherungsreform
in: Die Ersatzkasse 40, 1960, S. 145 ff.
(110) Streiflichter, Amtliche Bestätigung für hohe Arzteinkommen
in: Sozialer Fortschritt 1971, S. 200 f.
(111) M. Stürzbecher: Beiträge zur Berliner Medizinalgeschichte 1966, zit. n. (61)
(112) M. Sund: Prediction of Success of German Medical Students, Master of Science-Thesis, Iowa State University 1969
(113) Tätigkeitsbericht der Bundesärztekammer 1961/62
(114) Tätigkeitsbericht der Bundesärztekammer 1963/64
(115) Tätigkeitsbericht der Bundesärztekammer 1965/66
(116) Tätigkeitsbericht der Bundesärztekammer 1966/67
(117) Tätigkeitsbericht der Bundesärztekammer 1967/68
(118) Tätigkeitsbericht der Bundesärztekammer 1968/69
(119) Tätigkeitsbericht der Bundesärztekammer 1969/70
Sondernummer des Deutschen Ärzteblatts v. 3. 6. 70
(120) Tätigkeitsbericht der Bundesärztekammer 1970/71
(121) G. v. Troschke: Motivationen und Gegenmotivationen zur Wahl des Berufes 'Praktischer Arzt'
in: Der Praktische Arzt 1970, S. 667 ff.

(122) Berliner Universitätsgesetz vom 1.8.1969 § 30,3,2
(123) V. Volkholz: Die Gesetzliche Krankenversicherung, Strukturen und Entwicklungstendenzen
in: FU-Pressedienst Wissenschaft, Berlin 5. Mai 72
(124) Weinhold: Erbarmen mit Arztkindern?
in: Der Deutsche Arzt 19, 1969, S. 264 ff.
(125) R. Weisse: Zensur und Zeugnis 1965, zit. n. (27)
(126) Westdeutsche Rektorenkonferenz (WRK): Stellungnahme der WRK zum Vorlagebeschluß des VG Hamburg vom 30.4.1971
(126a) ZRS
(127) Wirtschafts- und Sozialwissenschaftliches Institut des DGB (Hrsg.): Die Gesundheitssicherung in der BRD, Köln 1971
(128) Wissenschaftsrat (WR): Empfehlungen des WR zur Struktur und zum Ausbau der medizinischen Forschungs- und Ausbildungsstätten, Köln 1968
(129) WR: Empfehlungen zur Struktur und zum Ausbau des Bildungswesens im Hochschulbereich nach 1970, Bd. 2, Bonn 1970
(130) WR: Empfehlungen zur Struktur und zum Ausbau des Bildungswesens im Hochschulbereich nach 1970, Bd. 3, Bonn 1970
(131) Stellungnahme an das Bundesverfassungsgericht zu dem Vorlagebeschluß des VG Hamburg vom 31.8.70
vom: WR
(132) D. Wolff: Eine Modellanalyse zur Eignungsfrage für das Medizinstudium, Dissertation, Frankfurt/M. 1968
(133) G. Wolff: Zahl der Ärzte steigt weiter stark an
in: Deutsches Ärzteblatt 1965, S. 2732 ff.
(134) G. Wolff: Ärztliche Nachwuchswelle erreicht Krankenhaus
in: Deutsches Ärzteblatt 1966, S. 2908 ff.
(135) G. Wolff: Die ärztliche Praxis noch ohne Nachwuchswelle
in: Deutsches Ärzteblatt 1968, S. 2895 ff.
(136) W. v. Wolmar: In den Krankenhäusern fehlen 2 000 Ärzte
in: Die Welt, v. 25.2.1961
(137) E. Wulff: Der Arzt und das Geld
in: Das Argument 69, 1971, S. 955 ff.

(138) M. Zillig: Einstellung aus Aussage
in: Zeitschrift für Psychologie, 106, 1928, S. 78 ff.

(139) zit. n.: Ärztliche Praxis, 1960, S. 2573

(140) Bessere Zulassungsbestimmungen für Arztkinder
in: Der Niedergelassene Arzt, 1970, Heft 8, S. 26

(141) Zulassungsordnung - Auswirkungen des Urteils des Bundesverfassungsgerichtes v. 23.3.1960 betr. die sog. Verhältniszahl
in: Ärztliche Mitteilungen, 1961, S. 2740 ff.

(142) Nach der Entscheidung, Zulassungsbeschränkung verfassungswidrig und damit nichtig
in: Der Niedergelassene Arzt, 1960, Heft 4, S. 5 ff.

(143) Zwangsexmatrikulation, Rektorenwünsche
in: Deutsches Ärzteblatt, 1965, S. 1689

(144) H. Zwecker: Die Sicherstellung der kassenärztlichen Versorgung durch die Kassenärztlichen Vereinigungen
in: Deutsches Ärzteblatt, 1966, S. 1452 ff.

TABELLENANHANG

Aus Gründen einer effektiveren Nutzung wurden die Tabellen separat gedruckt und dem Buch gebündelt beigelegt. Zum Preis von DM 3.- (inkl. Porto) ist das Tabellenpaket gegen Voreinsendung des Betrags auf Postscheckkonto 2536 31-605 FFM direkt vom Verlag einzeln zu beziehen.

Tabellenverzeichnis

Die Gesunden + das Normale

Zur Kritik der Psychoanalyse

Dieter R. Knöll

theorie + praktische kritik **11**

edition »2000

Therapie mit Drogenabhängigen

Analyse und Kritik der bundesdeutschen Behandlungseinrichtungen von Oldenburg bis München

Ulrich Sollmann

theorie + praktische kritik 12

edition »2000

Psychodiagnostik in der Psychiatrie

Zur Berufspraxis des Psychologen

Alfred L. Lorenz

theorie + praktische kritik 19

edition »2000